运动损伤与预防

黎 鹰 编著

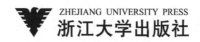

ZHEJIANG UNIVERSITY PRESS
浙江大学出版社

图书在版编目（CIP）数据

运动损伤与预防/黎鹰编著. —杭州:浙江大学
出版社，2019.8（2022.12 重印）
ISBN 978-7-308-19465-5

Ⅰ.①运… Ⅱ.①黎… Ⅲ.①运动性疾病—损伤—预
防（卫生） Ⅳ.①R873

中国版本图书馆 CIP 数据核字（2019）第 181959 号

运动损伤与预防

黎　鹰　编著

责任编辑　石国华

责任校对　杨利军　周西西

封面设计　周　灵

出版发行　浙江大学出版社
　　　　　（杭州市天目山路 148 号　邮政编码 310007）
　　　　　（网址：http://www.zjupress.com）

排　　版　杭州星云光电图文制作有限公司

印　　刷　杭州高腾印务有限公司

开　　本　710mm×1000mm　1/16

印　　张　14

字　　数　290 千

版 印 次　2019 年 8 月第 1 版　2022 年 12 月第 3 次印刷

书　　号　ISBN 978-7-308-19465-5

定　　价　48.00 元

浙江大学出版社市场运营中心联系方式：0571-88925591；http://zjdxcbs.tmall.com

前　　言

　　在体育运动过程中发生的损伤,称为运动损伤。运动中出现的各种损伤,有些是偶然发生的,而有些是人为因素造成的;某些运动损伤与运动项目、技术动作特点密切相关。

　　参加体育锻炼和运动训练的目的是增强体质,增进身心健康。在运动中,不重视运动损伤的预防工作,没有采取积极的预防措施,就可能发生各种伤害事故,轻者影响正常的学习和工作、阻碍运动成绩的提高,重者可造成身体残疾,甚至危及生命。因此积极预防运动损伤,对增强身体素质和提高运动技能水平具有积极的作用。

　　《运动损伤与预防》是通过对运动损伤的发生原因与机理、发病规律、诊断方法、急救措施、预防方案、治疗效果和康复手段的研究,为减小运动损伤发生的概率,改进体育教学、健身和运动训练的方法,改善运动条件和设施,提高运动成绩,延长运动寿命,增强健身效果,减少运动职业病,提供了科学依据;同时根据运动员的运动项目特点、体育爱好者参加的运动类型和身体特点,研究分析可能导致运动损伤的各种因素,提出预防方案和干预措施,全面介绍了治疗运动损伤的临床应用技术和方法,提出了一些康复手段。

　　本教材针对的主要读者群体是体育专业的学生,也适用于在运动队训练的运动员与物理治疗师、健身教练、中小学体育教师和业余体育爱好者。

黎　鹰

2019 年 3 月于浙江体育职业技术学院

目　　录

第一章 运动损伤概论

本章内容提要

1. 运动损伤的概念与分类。

2. 发生运动损伤的原因。

3. 运动损伤的预防措施。

4. 软组织损伤的病理变化过程。

5. 关节软骨损伤的病理变化过程。

6. 骨折的病理变化过程。

7. 末端病的病理变化过程。

8. 血管损伤的病理变化过程。

9. 周围神经损伤的病理变化过程。

10. 各种组织的再生过程。

引　言

体育锻炼中没有采取积极的预防措施,可能发生各类伤害事故。各种运动损伤在运动中经常会发生。这是因为随着运动技能水平的提高和动作熟练程度的增加,动作的难度越来越大,训练的时间越来越长,要高质量、准确无误地完成专项动作,机体承受的运动负荷越来越大,从而导致了损伤发病率的增高。运动损伤不仅影响运动员正常的训练和比赛,妨碍运动成绩进一步的提高,而且运动损伤不易恢复,甚至缩短运动寿命,严重者造成身体残疾。

运动过程中发生的各种损伤,其损伤部位与运动项目以及专项技术特点有关。如体操运动员受伤部位多是腕、肩及腰部,网球肘多发生于网球运动员与标枪运动员。

损伤的主要原因是:训练水平不够,身体素质差,动作不正确,缺乏自我保护能力;运动前不做准备活动或准备活动不充分,身体状态不佳,缺乏适应环境的训练;教学、竞赛工作组织不当。运动损伤中急性多于慢性,急性损伤治疗不当、不及时或过早参加训练等原因可转化为慢性损伤。

慢性软组织损伤在运动系统中最常见,也是治疗、康复中的难点;严重的意外损伤和多发的运动技术伤病是预防工作的重点。

运动损伤特征:其一,部位小、损伤轻、慢性伤、软组织伤,损伤类型和程度与技术动作、训练方法有密切关系;其二,急性伤少、慢性伤多,严重伤少、小伤和重复损伤多,软组织伤多。

通过对运动损伤成因的研究,可以帮助运动者在损伤发生前采取必要的保护手段和干预措施,有效降低运动损伤的发生概率。

第一节 运动损伤的概念与分类

一、运动损伤的概念

损伤是指人体受到外界各种创伤因素作用所引起的肌肉、肌腱、骨骼等组织、器官结构的破坏或其功能发生障碍,及其所带来的局部和全身反应。

人体在体育运动过程中所发生的损伤,称为运动损伤。运动损伤与一般的工伤或日常生活中的损伤有所不同,它的发生与运动项目、训练安排、运动环境、运动者的自身条件以及技术动作水平有密切的关系。

运动中常有运动性损伤、运动性疾病,甚至运动猝死的发生。但发生严重的损伤很少,大部分属小创伤,其中以肌肉、筋膜、肌腱腱鞘、韧带和关节囊损伤最多。

运动损伤对运动员所造成的影响是严重的,不仅影响正常的训练、比赛,妨碍运动成绩提高,减少运动寿命,严重的还可能引起残废,甚至死亡。对体育健身参加者来说,将影响其健康、学习和工作,也对体育爱好者造成不良的心理影响,妨碍体育健身的正常开展。

由此在运动训练中,我们应对运动损伤的预防有充分的认识,需要对运动损伤发生的原因、特点和发生规律进行研究分析,切实做好有针对性的预防工作,最大限度地减少或避免运动损伤,为提高运动专项训练水平提供条件。同时,还应了解和掌握一些体育健身运动中常见的运动损伤的产生原因、预防与处理方法,降低运动损伤的发生率及其危害,从而使体育健身活动健康、安全而富有成效。

二、运动损伤的分类

(一)按运动损伤的组织结构分类

按组织结构分类,运动损伤可分为皮肤损伤、肌肉肌腱损伤、关节软骨损伤、骨及骨骺损伤、滑膜滑囊损伤、神经损伤、血管损伤、内脏器官损伤等。

(二)按伤后皮肤、黏膜是否完整分类

1. 开放性损伤

伤部皮肤或黏膜破裂,创口与外界相通,有组织液渗出或血液自创口流出,称

为开放性损伤。体育锻炼中常见的开放性损伤有擦伤、撕裂伤、切伤和刺伤、开放性骨折。

（1）擦伤

擦伤是皮肤表面被粗糙物擦破的损伤，最常见的是手掌、肘部、膝盖、小腿的皮肤擦伤。

（2）皮肤撕裂伤

皮肤撕裂伤是指由于钝物冲击或碰撞所引起的表皮或软组织的损伤，其伤口的边缘不整齐。多发于身体与硬性物的撞碰中。在眉弓、下颌部、头皮、面部等易见。撞击力的大小常与伤情呈正比。

（3）开放性骨折

骨折时，合并有覆盖骨折部位的皮肤及皮下软组织损伤破裂，使骨折断端和外界相通者，称为开放性骨折。

2. 闭合性损伤

伤部皮肤或黏膜完整，创口与外界不相通，损伤后的出血积聚在组织内，称为闭合性损伤。闭合性损伤包括挫伤、肌肉筋膜拉伤、关节囊和韧带扭伤、肌腱腱鞘和滑囊损伤等。

（三）按损伤后运动能力的丧失程度分类

1. 轻度损伤

损伤后日常活动正常，未丧失运动能力的轻伤，仅在运动时伤部感觉不适。确认轻伤者，在应急处理后允许按计划继续训练或比赛。

2. 中度损伤

失掉工作能力 24 小时以上，丧失部分运动能力，需要门诊治疗的中等伤。确认中度伤者，受伤后不能按计划进行运动，短时间（2 周以内）暂停或减少患部专项训练，积极治疗。

3. 重度损伤

丧失运动能力，完全不能训练的重伤。确认重度伤者，完全停止运动，需要较长时间（4 周以上）住院接受专科治疗。

（四）按损伤的病程分类

1. 急性损伤

瞬间遭受直接或间接暴力而造成的损伤称为急性损伤。发病急，病程短，症状骤起。如关节扭伤。

2. 慢性损伤

慢性损伤发病缓慢，症状渐起，病程较长。

（1）陈旧伤（急性损伤处理不当引起）

急性损伤后因处理不当而致反复发作，或伤后治疗不及时，而转变为慢性损伤。如腰肌劳损、肩袖损伤。

（2）劳损伤（长期局部负荷过大引起）

由反复微细损伤积累而成的损伤，称慢性损伤。由于局部运动负荷量安排不当，长期负担过重超出了组织所能承受的能力，局部过劳致伤。如髌骨软骨软化症。

（五）按运动技术与训练的关系分类

1. 运动技术伤

损伤与运动技术特点密切相关，多为过劳伤，如网球肘、跳跃膝、投掷肘等。

体操运动员易伤肩（肩袖损伤及肱二头肌长头肌腱腱鞘炎）、腰（腰部肌肉筋膜炎、棘突骨膜炎及椎板骨折等）、膝（髌骨软骨病及半月板损伤）、腕（伸屈肌腱腱鞘炎）。

篮球运动员易伤膝（髌骨软骨病、半月板及侧副韧带损伤）、踝（踝周韧带扭伤）。

排球运动员易伤肩（肩袖损伤、肱二头肌长头肌腱腱鞘炎）、指（手指扭挫伤）、膝（髌骨劳损）和腰（腰部肌肉筋膜炎）。

足球运动员易伤踝（足球踝、踝关节扭伤）、大腿（肌肉拉伤）和膝关节（韧带损伤和半月板损伤）。

短跑、跨栏运动员易伤大腿后群肌肉，中长跑运动员易发生胫腓骨疲劳性骨膜炎和膝外侧疼痛综合症。

投掷运动员易伤肩（肩袖损伤）、肘（肘内侧副韧带损伤及关节病）、腰（腰肌肉筋膜炎）、膝（髌骨软骨病）。

网球、羽毛球和乒乓球运动员易发生网球肘。

2. 非运动技术伤

非运动技术伤多为与运动技术无关的意外伤。做体操高难度动作时，落地方位偏移或肢体动作不到位就会出现意外；拳击出拳动作凶猛有力，爆发力强，为了争取胜利动作不规范时有发生，而出拳后的反作用力引起意外运动损伤。

3. 青少年关节软骨损伤

青少年运动员早期的关节软骨损伤，损伤的程度较轻，但会严重影响运动训练。关节软骨损伤后即产生永久性病变，且损伤早期的诊断及治疗困难，并严重影响训练及运动成绩的提高。因此，一旦出现应引起重视。

（1）髌骨软骨病

髌骨软骨软化症，是青少年关节软骨损伤的主要病症，容易引发人体膝前疼痛综合症，是篮球运动员多发病。

（2）肘关节骨关节病

肘关节骨关节病是肘关节的软骨变性、滑膜慢性炎症、关节纤维囊出现增厚和积液等病症的统称。肘关节骨关节病可发生在不同运动项目的运动员身上,有投掷肘、网球肘、棒球肘等不同名称。此伤发病率较高,约占青少年运动员肘部损伤的四分之一。发病后因肘关节伸屈受限,严重影响运动技能的发挥和运动成绩的提高。

（3）足球踝

足球踝是踝关节的一种慢性创伤性骨关节炎,以劳损性软骨病变骨质增生为主。此伤因多见于足球运动员而得名,也见于体操、滑雪、篮球、举重运动员,严重影响专项成绩的提高。

第二节　运动损伤的原因与预防

一、运动损伤的原因

在高强度训练和激烈的比赛中,由于运动量过大和超常范围的动作练习过多,肌肉疲劳或关节、韧带不适应作用于关节的力量要求时,破坏了关节的稳定性,导致局部过劳,小伤逐渐积累,容易产生创伤性骨关节病。轻伤未能及时治疗或伤后过早练习,肌肉无力、韧带松弛,很容易增加再伤的机会,扩大伤及范围。专项训练程度愈高,可能损伤运动所经常着力的关节越多,所以运动损伤严重威胁着运动员,它是影响训练和比赛计划完成的重要障碍之一。

（一）基本原因（直接原因）

1. 思想上不够重视

运动损伤的发生,常与体育教师、教练员和体育锻炼者对预防运动损伤的意义认识不足,思想上麻痹大意及缺乏预防知识有关。他们多存在着某些片面认识,平时不重视安全教育,在体育教学、运动训练和比赛中没有积极采取各种有效的预防措施。发生运动损伤后,亦不认真分析原因,吸取教训,使伤害事故时有发生。

青少年的神经系统的特点是兴奋过程占优势,兴奋容易扩散。表现为活泼好动、精力充沛。生活缺乏经验,思想上容易麻痹大意,冒失地进行体育活动,或情绪急躁,急于求成,忽视了循序渐进和量力而行的原则,往往是造成运动损伤的重要原因。

2. 缺乏合理的准备活动

缺乏准备活动或准备活动不合理,是造成运动损伤的重要原因之一。

准备活动的目的是进一步提高中枢神经系统和肌肉组织的兴奋性,增强各器官系统的功能活动,使人体从相对的静止状态过渡到紧张的活动状态。

（1）不做准备活动

在没有做准备活动时,神经、肌肉和其他器官系统的兴奋性较低,对较大的刺激反应迟钝,这时肌肉的力量较小,韧带的伸展性不够,关节活动的幅度不大,身体协调性较差,在这种情况下立即投入紧张的比赛、训练,最容易发生肌肉拉伤和关节韧带扭伤。

(2)准备活动不充分

在准备活动不充分,或对准备活动的生理作用认识不充分,准备活动马虎敷衍,神经系统和其他器官系统的功能尚未达到适宜水平时,肌肉力量、韧带弹性和伸展性不够,立即投入紧张的比赛、训练,易发生伤害事故。

(3)准备活动的内容与训练的内容结合得不好,或缺乏专项内容准备活动

运动中负担较重部位的功能没有充分调动,条件反射的联系尚未恢复,因而易发生各种意外伤。

(4)准备活动的量过大

在进入正式比赛或训练时机体已出现疲劳,因而易发生肌肉拉伤和关节扭伤。

(5)准备活动距正式比赛或训练的间隔时间过长

开始正式比赛或训练时,准备活动引起的生理作用已经减弱或消失,失去了准备活动的意义。

3. 运动负荷过大

(1)局部运动负荷长期过大

安排运动负荷时,没有充分考虑到锻炼者的个人生理特点,运动负荷超过了锻炼者可以承受的生理负担量,尤其是局部负担量过大,引起微细损伤的积累而发生劳损,这是专项训练中造成运动损伤的主要原因。

(2)一次运动量过大或连续大运动负荷训练

进行长时间、大运动量训练或比赛后,没有进行适当的休息而接着再进行剧烈的运动,易增加损伤的高发生率。如长时间运动,身体大量出汗,水分、无机盐丢失很多,如不及时补充糖分、水分和 Na^+、K^+ 等电解质,将导致体内电解质平衡紊乱,引起肌肉兴奋性增加而发生肌肉痉挛,使运动能力降低,甚至引起低血糖症。因体能明显下降,导致动作变形或无法完成而引发各种损伤。

4. 年龄与性别

青少年运动员年龄偏小,生长发育尚未完成,由于骨骼与软骨、肌肉系统等人体生理结构与功能尚不成熟,肌肉发育不平衡,肌肉力量与协调控制能力尚未完善,正确的技术动作尚未建立,在运动技术的学习和掌握上不如成年运动员,一旦运动负荷过大、过强就容易产生偏差,造成运动损伤,这是青少年运动员较易发生损伤的主要原因之一。如青少年的骨骼与骨周围肌腱发育要相对慢些,故骨的肌肉肌腱附着部容易发生损伤。

由于男性和女性机体解剖和生理机能的不同,女性肌肉含量相对少于男性,易发生运动损伤的部位和类型也有差异。如女性膝关节周围肌肉力量不均衡、关节松弛度高,而且膝关节髁间窝狭窄,腾空落地时膝关节内扣等,造成女性膝关节、踝

关节比男性更易受伤。

5.身体功能和心理状态不良

（1）身体功能不佳，机体的运动能力不能满足运动的要求

睡眠或休息不佳、患病或伤病初愈阶段以及过度疲劳时，身体素质下降，机体的运动能力不能满足运动的要求，或肌肉力量、身体协调性显著性下降的情况下，参加剧烈运动或进行技术复杂、要求精确的高难度动作时，就有可能发生损伤。

所以运动、比赛前一定要对自己的身体情况有所了解。

（2）饮食营养状况不良

重竞技运动项目而过度的控制体重或严重偏食挑食者，或碳水化合物摄入量过少造成机体热能摄入不足，蛋白质、维生素、矿物质缺乏，体质较弱、身体素质差，运动中易伤易病。

（3）心理素质不高；心情不好、情绪低落

运动时的心理状态与运动损伤的发生有着密切关系。如注意力不集中，运动中不能对自身有效控制，导致动作技术上错误；心情不好、情绪低落，或急躁、急于求成等，都可能成为运动损伤发生的原因。某些青少年缺乏锻炼知识和经验，好奇心和好胜心强，不顾主、客观条件，盲目地参加运动，也容易发生运动损伤。

6.组织方法不当、缺乏医务监督

（1）不遵守体育卫生原则

教学训练中，不遵守循序渐进、系统性和个别对待的原则，以及比赛的年龄分组原则。比赛的时间和地点随意更改，比赛的日程安排不当。

（2）教师负责的学生过多，学生缺少保护和自我保护

在组织方面不当，如学生过多，教练员缺乏正确的示范和耐心细致的教导，学生缺乏保护和自我保护，在非投掷区练习投掷或任意穿越投掷区，组织性、纪律性较差。

（3）动作粗野或违反比赛规则

比赛中运动员不遵守比赛规则，或相互逗闹，动作粗野，故意犯规等，这在篮球、足球运动中是常见的损伤原因。

（4）缺乏医务监督

比赛前没有进行体检和运动机能评定，允许带伤、有病或身体健康状况不合格、过度疲劳的运动员参加训练、比赛，引起运动者伤病加重。

7.场地设备和服装不符合卫生要求、气候或环境不良

（1）运动场地及其设施不完善

运动场地不平，有小碎石或杂物；跑道太硬或太滑；跳远沙坑没掘松或有小石，坑沿高出地面，踏跳板与地面不平齐；器械维护不良或年久失修，表面不光滑或有裂缝；器械安装不牢固或安放位置不妥当，器械的高低、大小或重量不符合锻炼者的年龄、性别特点。

(2)缺乏必要的防护用具、运动时的服装和鞋袜不符合体育卫生要求

为提高体育运动的竞技水平和健身活动的舒适性,应穿戴专项运动服装、佩戴护具(如护腕、护踝、护腰等),这些体育用品依据人体生物力学特征,结合专项运动的特点,可较好地保护人体的薄弱部分,提高运动效果。

(3)气候或环境不良

冬季的气温过低易发生冻伤,或因肌肉僵硬、韧带弹性下降,身体协调性降低而引起肌肉韧带损伤。气温较低伴有刺骨的寒风,户外跑步或进行球类活动,如果呼吸方法不对,特别是青少年,很容易患上刺激性气管炎。

气温过高易引起过度疲劳和中暑,或潮湿高热易引起大量出汗,发生肌肉痉挛或虚脱。

在光线不足的环境中运动,能见度差,影响视力,使人兴奋性降低和反应迟钝而导致受伤。

(二)潜在原因(诱因)

运动项目较多,因而损伤种类也较多,不同运动项目导致的各部位的损伤发生率也各不相同。但总的来说,肌肉筋膜、肌腱腱鞘、韧带、滑囊等各种组织的小损伤多,慢性伤多;骨折、关节脱位等严重伤少,急性伤少。这些慢性小损伤不影响一般人的日常生活,却严重影响运动员的训练计划和体能周期性,阻碍运动成绩提高和缩短运动寿命。

1.技术动作错误

专项技术上的缺点和错误,违反了人体结构的特点和各器官系统功能的活动规律,不符合运动时的生物力学原理,容易引起机体组织损伤。这是初参加运动训练或学习新动作时的人发生损伤的主要原因,尤其是少年儿童,因神经活动的兴奋和抑制过程不均衡,分化抑制的能力差,容易发生各种错误动作而造成组织损伤。

如做前滚翻时,因头部不正而引起颈部扭伤;排球传接球时,因手形不正确而引起手指挫伤;投掷时,在上臂外展90°、屈肘90°(甚至肘低于肩)的错误姿势下出手,引起肩臂肌肉拉伤,甚至发生肱骨投掷骨折等。

2.局部解剖生理特点

在教学训练安排不当、局部负担过重等直接原因作用下,导致局部解剖生理特点与专项特殊技术要求不相适应,因而就易发生损伤。

如篮球运动员最易伤膝。因篮球运动的基本动作大都要求膝关节处于半蹲位(130°~150°角)屈伸、扭转与发力,而膝关节的这个角度又恰是它的解剖生理弱点,关节的稳定性相对较弱,易发生内外旋或内外翻,髌骨关节面之间会发生"不合槽"运动,因而易引起膝关节损伤。又如体操运动员易伤肩,是因其经常要做悬吊、转肩动作,肩部承受的牵拉力很大,而肩关节运动时的稳定性主要靠肩袖部肌肉来维持,肩袖肌腱又易受到肱骨大结节与肩峰的挤压和摩擦,一旦活动过多可引起肩

袖损伤。

二、运动损伤的预防

应注意做好对急性损伤及时、正确的处理，科学安排运动训练，防止局部负担过重，发生各种组织劳损。

（一）思想上要高度重视运动损伤

要从思想上高度重视运动损伤的预防，对预防的意义应有充分的认识，加强相关专业理论的学习。掌握运动损伤发生的规律，及时总结经验，注重安全教育，最大限度地减少或避免运动损伤，从而保证体育运动参加者的身体健康。

（二）进行科学的运动，防止运动损伤

1. 准备活动

了解准备活动的作用，充分认识准备活动的意义和目的。

准备活动可提高中枢神经系统兴奋性，使其达到适宜水平，加强各个器官的活动，克服各种功能惰性；能提高组织温度，使肌肉深部的血流增加、肌肉的应激性提高、关节活动度增大和韧带柔软性增强等，增加肌肉的力量和弹性，加强条件反射性联系，为正式训练做好准备；能减少锻炼前的紧张感和压力感，这在很大程度上可以预防损伤的发生。

准备活动的量应根据个人的机能状况、气象条件、教学训练的具体情况而定。准备活动的时间一般为15~30分钟，在兴奋性较低或气温较低时，时间应适当延长，以身体发热、微微出汗为宜。准备活动与正式运动的时间间隔为2~3分钟为宜，最长不超过15分钟，期间应注意保暖；准备活动的内容应根据教学、训练和比赛的内容而定，要有一般性准备活动又要有专项准备活动。

2. 伸展

牵拉练习在运动员的训练和比赛中有着重要的地位和作用，是准备活动和整体活动中不可缺少的组成成分。通过伸展运动，加大关节的柔韧性，可以减少肌肉韧带的损伤，减轻肌肉的酸痛。

（1）拉长肌肉和结缔组织的训练

锻炼前做主要运动肌肉群的伸展练习，拉长肌肉和结缔组织。一般可分为快速爆发式牵拉和缓慢牵拉练习。

快速爆发式牵拉（动力性牵拉）指有节奏地通过多次快速重复同一动作的练习，使软组织逐渐被拉长，进行动力性牵拉练习时有一定的疼痛感，在准备活动不充分时较易拉伤肌肉，如摆腿和踢腿练习。缓慢牵拉练习是使有关部位肌肉、韧带慢慢拉长至一定程度，一般不会超越关节伸展的限度，不易引起组织损伤，并能有

意识地放松对抗肌群,使之缓慢拉长。因此,锻炼效果较爆发式牵拉练习更好,如"拉韧带""压腿"等练习。

在力量和爆发力类、速度—灵敏类活动开始之前,建议进行一般的热身活动或动态牵拉,而静态牵拉对这些运动能力,表现出不利的影响。

（2）提高肌肉的放松能力

主动放松肌肉的能力越好,关节活动时所受肌肉牵拉的阻力越小,关节活动幅度就越大。

3.掌握正确的运动技术,提高身体素质和专项技术水平

4.加强易伤部位及相对薄弱部位的锻炼

加强易伤部位和相对较弱部位的力量训练,调整关节周围拮抗肌群的力量平衡,提高关节稳定性,是预防运动损伤的一种积极手段。如羽毛球运动员为了预防腰部损伤,应加强腰腹肌的训练,提高躯体核心力量,增强其协调性和拮抗的平衡性;进行各种加强膝关节稳定性的力量练习。

5.合理安排训练,注意科学锻炼原则

科学安排训练是预防运动损伤的基础,合理安排运动量,提高机体对运动的适应能力。

科学锻炼原则包括全面性、渐进性、个别性、反复性、意识性原则。前三个原则对预防运动损伤较为重要。全面性指锻炼者应对体能进行全面训练,而不是单纯针对某一特定动作反复练习;渐进性指锻炼者应逐步提高运动负荷和增加锻炼时间,以防机体一时不能适应而导致运动损伤;个别性指锻炼必须因人而异,性别、年龄、体力、技术熟练程度不同,运动量和方法也应不同。

6.锻炼后应注意整理活动

整理活动是指在锻炼后通过放松活动,如慢跑、静态拉伸等,使体温、心率、呼吸、肌肉的应激反应恢复到锻炼前的正常水平,改善血液循环,促进体内代谢产物的排出,减少肌肉的酸痛,加速疲劳消除。

（三）合理营养

营养不良会加大损伤的危险性。运动前、中、后应合理补充能量,注意多种营养素的摄入。

控制体重的运动员,在合理营养、保证比赛级别的前提下,获得理想体重。

（四）增强保护与自我保护的意识

运动中适当的保护与帮助,可增强运动员的信心,避免一些意外事故的发生。尤其是对抗性球类比赛、竞技体操运动。

运动者应学会常用自我保护法。如运动中重心不稳摔倒时,要学会各种滚翻动作,以缓冲身体与地面的直接撞击,不可直臂撑地。

根据运动项目容易受伤的部位,正确选择和合理使用运动护具,对预防多种损伤有重要作用。如预防腰部损伤,选择合适的围腰;预防足球踝的踝关节保护支持带。

(五)加强医务监督

1.定期进行体格检查

运动者应进行定期体格检查,根据运动专项的发病特点重点检查某些部位,以便早期发现各种劳损性运动损伤,发现潜在性疾病,及时治疗。对有先天畸形或不适宜从事大运动量的新运动员,不宜入选专业运动队。

2.加强自我监督

锻炼中应密切注意自己的身体反应,及早发现运动损伤的早期症状,以便于早发现、早治疗、早康复。及时消除疲劳、放松肌肉,保持良好的训练状态和身体状态,预防延迟性肌肉酸痛,保证肌肉的良好功能状态。运动员和体育锻炼者应了解和掌握及时处理锻炼后肌肉酸痛,韧带、关节不适的基本方法,如肌肉酸痛早期可做温水浴、物理疗法、按摩等。如果疼痛继续或加重,应去医疗机构进行诊断、治疗。

3.建立运动伤病登记制度

出现损伤后,及时建立运动伤病登记制度,做好伤病调研,逐步完善运动伤病预防措施。

综上所述,运动损伤的关键在于预防,主要是加强运动损伤自我防范意识与技术培养,选择最适合的负荷运动;损伤发生后早期给予有效治疗和积极处理,急性期后应用相应的对症治疗处理,防止急性损伤转变为慢性损伤,影响患者肢体功能和运动能力。

第三节　组织损伤的病理与修复

一、软组织损伤的病理变化过程

软组织指骨以外的所有组织,如人体的皮肤、皮下组织、肌肉、肌腱、韧带、关节囊、滑膜囊、神经、血管等。这些组织在受到外力作用下,发生功能或结构的异常,称软组织损伤。软组织损伤表现为疼痛,功能障碍,肌肉痉挛、萎缩,关节僵硬,关节囊萎缩、畸形,韧带粘连,神经功能异常等。

软组织损伤后可能出现的并发症有:血管舒缩功能紊乱引起的持久性局部发热和肿胀,营养性紊乱引起的肌萎缩,韧带松弛引起的关节不稳定、损伤性关节炎、关节周围骨化、关节内游离体等。

(一)闭合性软组织损伤的病理变化过程与修复

闭合性软组织损伤通常是由于受外界钝力作用,或肌肉猛烈收缩、关节活动超越正常范围或劳损等引起。创口与外界不相通,损伤局部有组织的撕裂、血管损伤等,引起出血、渗出、肿胀等。

常见的有软组织挫伤、肌肉肌腱拉伤、关节韧带扭伤、滑囊炎、肌腱腱鞘炎、关节软骨撕裂等。

1.急性闭合性软组织损伤的病理变化过程

损伤后局部出现疼痛、肿胀、发红、功能障碍、温度上升等一系列急性炎症反应。

炎症是由体液、神经、血管和细胞反应所组成的,包括无菌性炎症和感染性炎症。其病理变化有:①变质(局部组织的变性和坏死);②渗出(血液中的液体和细胞成分通过血管壁进入组织);③增生(在致炎因子作用下,炎症区细胞增殖、数量增多)。

(1)组织损伤出血期

伤后即刻至数小时。当软组织损伤(扭伤、拉伤或挫伤)发生时,会出现细胞和局部组织结构撕裂或断裂、小血管损伤,即刻出血到组织间隔,破损组织内和周围区域瘀血,受伤局部出现肿胀,出现组织内血肿。

(2)急性炎症反应期

水肿和缺氧会导致伤后24小时之内细胞破坏和死亡,而从遭破坏细胞中释放出的蛋白质的破碎产物,又会导致进一步水肿、组织缺氧和细胞死亡,可持续24~72小时。

①炎性充血

由于坏死组织被蛋白溶解酶分解,所产生的代谢物使小动脉血管和毛细血管扩张、充血,局部血压升高、血流加快、血量增多,产生动脉性充血。受伤组织产生崩解组织,致使血管壁的通透性增加,使血浆渗出,血液流速减慢,产生静脉性充血。

②炎性水肿

血管壁的通透性增加。由于微循环血管内流体静压升高,组织内渗透压升高使血管壁的通透性增加,血液中的液体、蛋白质、白细胞等渗出血管壁,形成渗出液。出血和水肿越多,炎症反应越严重。

③功能障碍

肿胀对神经产生压迫和牵扯性刺激,使局部疼痛进一步加剧,如果肿胀压迫了动脉,就会产生跳动性疼痛。同时组织受损害与疼痛使肌肉发生保护性痉挛,产生保护性反射,而出现局部功能障碍。

(3)修复过程

①急性炎症阶段

伤后4~6小时,血液和渗出液在伤口周围开始凝结成块。伤后24~72小时,伤口周围长出新生的毛细血管和成纤维细胞,伸入并开始吸收血、水肿的凝块,渗出的白细胞逐渐清除坏死组织。临近健康细胞发生分裂增生,产生新的细胞和组织(新长成的组织即为肉芽),代替缺损的细胞和组织,使之恢复。

②弹性纤维和胶原形成阶段

从伤后 72 小时到 3 星期,此阶段病理变化特点是组织结构重建和再生。

成纤维细胞开始产生胶原纤维,并转化为纤维细胞,胶原纤维在 4 天左右出现,但其纤维组织的排列无规则且不成熟。此后肉芽组织开始萌生,毛细血管为受伤部位带来营养,并清除坏死的组织。随着这个过程的继续,成纤维细胞数量开始减少,却出现更多的胶原纤维,成纤维细胞逐渐变为瘢痕组织,其边缘区域也在缩小,肉芽组织转化为瘢痕组织。

③重建阶段

从伤后 3 星期起到 12 个月,这一阶段病理变化特点以胶原纤维重建为标志,进而恢复肌肉、肌腱和其他组织的机能。

此阶段发生了胶原纤维的最终聚集、定位和排列。

2. 慢性闭合性软组织损伤的病理变化过程

(1)特点

发病缓慢、症状不明显、不易修复。当组织受到压力、牵拉力或摩擦时可以引起微细损伤,使小部分细胞遭到破坏,并产生反应性炎症与组织再生。但是因为微细损伤临床征象不明显,仍可继续进行训练,这时运动负荷对正常组织来说是生理性的,而对受伤尚未修复的组织,却是超负荷的。因而再一次引起微细损伤。如此继续重复下去,微细损伤便因不断积累而加重,形成劳损。

(2)病理变化过程

慢性损伤的病理变化主要为变性和增生,由于局部代谢障碍而引起组织形态和功能的改变。

①早期

组织代谢失去平衡,组织中的糖、类脂和蛋白质的化学结构改变,但此时尚无明显的组织形态变化。此期多无不良感觉,或仅有局部酸胀感。

②中期

组织中的糖、类脂和蛋白质的化学结构长期受破坏,组织营养失调,发生变性、增生。此时局部检查可发现其组织弹性下降,局部发硬、变厚,有硬结或索条。此期伤者自感伤部有酸胀疼痛感,但活动开始后,症状消失或减轻,但练完后又出现疼痛感。

③晚期

伤部小血管发生类脂样变,管腔变窄,血流受阻,影响血液循环,造成伤部局部缺血。此期,伤者感到酸胀、疼痛加重。若产生血栓,阻断血流,还可引起组织坏死,组织温度下降、局部发凉,感觉下降等症状。

（二）开放性软组织损伤的基本病理变化与修复

1.伤口愈合的过程

（1）结缔组织的修复

①急性炎症期：即炎性渗出期（清创期），血凝块形成。

开放性软组织损伤的创口与外界相通。伤口的早期变化是伤口局部有不同程度的组织坏死和血管断裂出血，数小时内便出现炎症反应，表现为充血、浆液渗出及白细胞游出，故局部红肿。白细胞以中性粒细胞为主，3天后转为以巨噬细胞为主。伤口中的血液和渗出液中的纤维蛋白原很快凝固形成凝块，有的凝块表面干燥形成痂皮，凝块及痂皮起着保护伤口的作用。

②纤维组织形成期：即增生期（肉芽期），肉芽组织形成。

第3天开始从伤口底部及边缘长出肉芽组织，填平伤口。毛细血管以每日延长0.1～0.6毫米的速度增长，方向大都垂直于创面，呈袢状弯曲。肉芽组织中没有神经，无感觉。第5～6天起纤维母细胞产生胶原纤维，后一周胶原纤维形成且甚为活跃，以后逐渐缓慢下来。

③瘢痕形成期：即分化期（成熟期），瘢痕形成（见图1-1），上皮化。

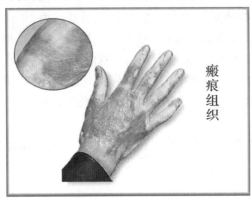

瘢痕组织

图1-1 瘢痕组织

随着胶原纤维越来越多，开始出现瘢痕，大约在伤后一个月瘢痕完全形成。可能由于局部张力的作用，瘢痕中的胶原纤维最终与皮肤表面平行。

（2）伤口收缩

2～3天后伤口边缘的整层皮肤及皮下组织向中心移动，伤口迅速缩小。伤口收缩的意义在于缩小创面。伤口收缩是由伤口边缘新生的肌纤维母细胞的牵拉作用引起的，收缩的时间正好是肌纤维母细胞增生的时间。

（3）上皮生长

创伤发生24小时以内，伤口边缘的表皮基底增生，并在凝块下面向伤口中心移动，形成单层上皮，覆盖于肉芽组织的表面，当这些细胞彼此相遇时，则停止前进，并增生、分化成为鳞状上皮。如果肉芽组织长时间不能将伤口填平，并形成瘢痕,则上皮再生将延缓;由于异物及感染等刺激而过度生长的肉芽组织,高出于皮肤表面,会阻止表皮再生。若伤口过大(直径超过 20 厘米时),则再生表皮很难将伤口完全覆盖,往往需要植皮。

2.创伤愈合的类型

(1)一期愈合

组织缺损少、创缘整齐、无感染、经黏合或缝合后创面对合严密的伤口,如手术切口。这种伤口中只有少量血凝块,炎症反应轻微,表皮再生在 24～48 小时内便可将伤口覆盖。肉芽组织在第三天就可从伤口边缘长出并很快将伤口填满,5～6天胶原纤维形成(此时可以拆线),约 2～3 周完全愈合,留下一条线状瘢痕(见图1-2)。一期愈合的时间短,形成瘢痕少。

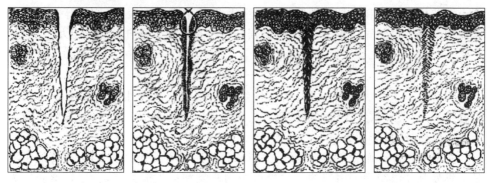

图 1-2　一期愈合

(2)二期愈合

组织缺损较大、创缘不整、哆开、无法整齐对合,或伴有感染的伤口。

①由于坏死组织多,或由于感染,继续引起局部组织变性、坏死,炎症反应明显。只有等到感染被控制,坏死组织被清除以后,再生才能开始。

②伤口大,伤口收缩明显,从伤口底部及边缘长出大量的肉芽组织将伤口填平(见图 1-3)。

③愈合的时间较长,形成的瘢痕较大。

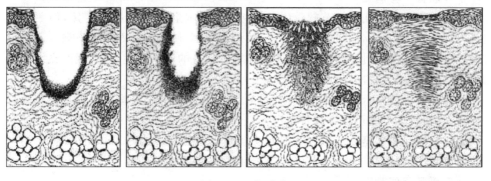

图 1-3　二期愈合

（3）痂下愈合

伤口表面的血液、渗出液及坏死物质干燥后形成黑褐色硬痂,在痂下进行上述愈合过程。待上皮再生完成后,痂皮即脱落。痂下愈合所需时间通常较无痂者长,因此时的表皮再生必须首先将痂皮溶解,然后才能向前生长。

痂皮由于干燥不利于细菌生长,对伤口有一定的保护作用。如果痂下渗出物较多,尤其是已有细菌感染时,痂皮反而成了渗出物引流排出的障碍,使感染加重,不利于愈合。

二、关节软骨损伤的病理变化过程

关节软骨破坏和软骨下骨损伤是骨关节病的主要病理表现,外伤等原因所致软骨损伤最终也会导致骨关节病,软骨损伤后没有或很少有自我修复能力。

（一）关节软骨损伤的病理变化

正常关节软骨为透明软骨,由软骨细胞和基质及纤维组成。其主要功能是①分散压力,关节软骨受压时提供较大的接触面以降低其上的压力;②关节面做动作时减少摩擦力,降低磨损。

关节软骨没有血管和神经组织,关节软骨初期病变没有明显症状,其疼痛主要是由继发其他组织病变引起的。软骨组织的修复和再生能力有限,如果承受应力太大,会导致软骨组织变性,甚至完全破坏。

未穿透全层的软骨损伤,由周围软骨细胞分泌基质和纤维化愈合;损伤至全层和软骨下骨由纤维样软骨愈合。如损伤部位与骨髓腔相通且较小,可被骨髓细胞修复,两个月后由纤维软骨充填,仍不同于正常透明软骨,且修复组织不与周围组织结合,随时间延长而退变崩解。

（二）常见的关节软骨损伤

1. 软骨下骨病变

人体因各种损伤使关节软骨中Ⅱ型胶原纤维逐渐出现断裂及变短,使关节软骨失去了弹性、纤维化,接着发生裂缝、糜烂与溃疡,使软骨表面粗糙不堪。不光滑的软骨面相互摩擦,使软骨损毁进一步加重。软骨的厚度发生变化,表面光滑度丧失呈毛刷状,或软骨面出现剥脱与溃疡。

软骨脱落使软骨下骨板裸露(见图1-4),在软骨骨板下逐渐出现大小不等的囊性变,这些囊性变还可以穿破骨板破向关节腔内,使关节软骨面更残缺不全,此时病变已从软骨扩展至骨组织。如股骨头负重区因长期应力作用,导致股骨头结构改变、股骨头塌陷与变形、关节炎症,引起股骨头坏死。

2. 滑膜组织病变

滑膜炎是滑膜受到刺激产生炎症,造成分泌液失调形成积液的一种关节病变。

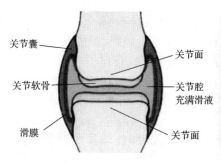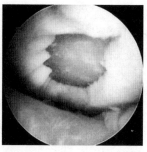

图 1-4 膝关节和半月板损伤

膝关节是全身关节中滑膜最多的关节,故滑膜炎以膝为多见。滑膜细胞分泌液体,可以润滑和滋养关节。当关节受外在性和内在性因素影响时,滑膜发生反应,引起充血或水肿,并且渗出液体,表现为关节肿胀、疼痛、功能受障碍,关节腔有积液,为滑膜炎症。

三、末端病的病理变化过程

末端病是指股腱或韧带止点部及其附属装置因长期的运动、摩擦或劳损而引起的局部组织变性、炎症改变。

末端病的组织病理变化可见胶原纤维变性、肉芽肿、局限性纤维细胞增生和腱钙化等。主要症状为活动时局部疼痛(见图 1-5)。

在运动训练过程中经常发生的末端病多属于运动技术伤。如网球肘、跟腱止点末端病、股四头肌腱末端病等(见图 1-6)。

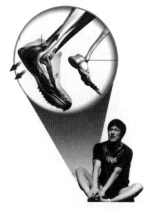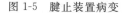

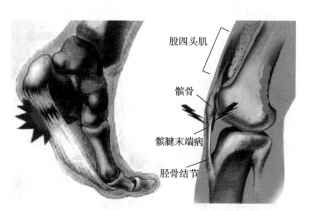

图 1-5 腱止装置病变   图 1-6 末端病

末端病的病理改变较复杂。以髌腱腱周炎髌尖型末端病为例,伤部腱与腱周组织变黄失泽,有血管侵入。较轻的病例在镜下显示腱的波浪状纤维排列消失,较重的病例出现玻璃样变、纤维变及截断变,可有血管及脂肪组织侵入腱内,个别病例腱内出现软骨岛或骨岛等。腱围组织水肿、血管怒张,或毛细血管动脉化及硬化,腱周组织与腱紧密粘连。纤维软骨层有血管侵入,有的出现软骨团,细胞性质似改变成透明软骨。钙化软骨层出现潮线增厚不规则、撕脱性骨折。骨组织可发生髓腔纤维变,有的甚至髓腔开放,开口进入钙化软骨层。

四、骨折的病理变化过程

骨折是指由于外伤或病理等原因致使骨质部分或完全断裂的一种疾病(见图 1-7)。

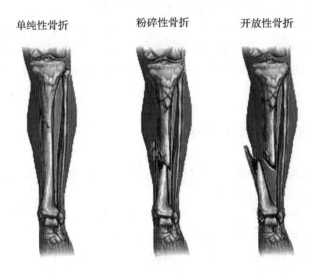

单纯性骨折　　　　粉碎性骨折　　　　开放性骨折

图 1-7　骨折

骨折修复是一个连续不断的过程。骨组织一面破坏清除,一面新生修复,新生修复的过程是由膜内骨化与软骨化共同完成,愈合的过程也是暂时性紧急连接过程到永久性的坚固连接的过程。

骨折愈合分为三个阶段。以管状骨为例(见图 1-8)。

(一)血肿机化期(即纤维愈合期)

6~8 小时开始,2~3 周后完成,出现纤维性骨痂。

骨折后,因髓腔内、骨膜下和周围软组织内血管断裂、出血,形成血肿,血肿于伤后 6~8 小时开始凝结成含有网状纤维的血凝块。

骨折端由于损伤和局部血液循环中断,致部分骨细胞坏死,断端间、髓腔内的血肿凝成血块。它和损伤坏死的软组织共同作用引起局部无菌性炎症反应。24 小时内新生的毛细血管、成纤维细胞和吞噬细胞侵入血块,一方面血肿被机化,另一方面纤维组织将血凝块分隔为许多小块,同时坏死组织被吞噬细胞清除。此后,吞噬细胞和毛细血管逐渐减少,被机化的血肿和肉芽组织再演变成纤维结缔组织,使两断端初步连接在一起,此时纤维愈合,在骨折后 2~3 周内完成。

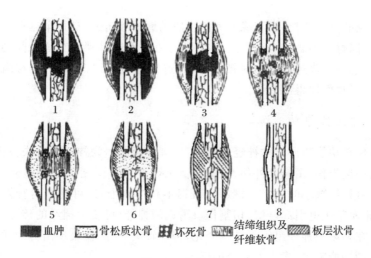

图 1-8　骨折修复

（二）原始骨痂形成期

1～2 天后开始,需 12～24 周,膜内化骨和软骨内化骨,外骨痂、内骨痂出现。

骨内膜和骨外膜的成骨细胞增生,在骨折端内、外形成的骨组织逐渐骨化,形成新骨,称为膜内化骨。外骨组织逐渐向骨折端生长,彼此会合形成梭形,称为内骨痂和外骨痂。

骨折断端及髓腔内的纤维组织亦逐渐转化为软骨组织,并随软骨细胞的增生、钙化而骨化,称为软骨内化骨,而在骨折处形成环状骨痂和髓腔内骨痂。

两部分骨痂会合后,这些原始骨痂不断钙化而逐渐加强,当其达到足以抵抗肌收缩及成角、剪力和旋转力时,则骨折已达到临床愈合,成人一般需 12～24 周。X线片上可见骨干骨折四周包围有梭形骨痂阴影,骨折线仍隐约可见。

（三）骨痂改造塑型期

骨痂改造为正常过程,这一过程需 1～2 年。

原始骨痂为排列不规则的骨小梁所组成,尚欠牢固,应防止外伤,以免发生再骨折。随着肢体的活动和负重,在应力轴线上的骨痂,不断地得到加强和改造;在应力轴线上以外的骨痂,逐步被清除。原始骨痂逐渐被改造成为永久骨痂,后者具有正常的骨结构。骨髓腔再沟通,恢复骨之原形,青少年需要 1～2 年,成人为 2～4 年。

五、周围神经损伤的病理变化过程

四肢神经伤最多见的为尺神经、正中神经、桡神经、坐骨神经和腓总神经。上肢神经伤较多,占 60%～70%。在体育运动中,运动员的肩过度外展综合征,其原因既有神经的过度牵拉,还有喙突和胸小肌的磨损和压迫;自行车运动员的腓总神经损伤,可因臀部坐骨神经受压迫,也可由于在骑车时膝踝关节长时间的用力屈伸动作,使腓总神经绕过腓骨头时被牵拉、压迫和磨损所致。因此,应对病症进行综合分析,不能片面地得出结论。

(一)神经传导功能障碍

神经传导功能障碍又称神经失用症(生理性阻断),为神经暂时失去传导功能,是最轻的神经损伤,由轻度外伤、压迫或牵拉等原因引起,亦有无明显外伤史。

症状可持续数小时、数天或数月,最迟不超过 6 个月,可逐渐自行恢复其传导功能,如止血带压迫引起麻痹、切割伤口附近的神经,可发生神经的传导功能障碍。此类损伤在临床上神经组织无结构变化,神经轴突完好,仅表现出传导功能丧失或明显的运动功能障碍,多为不完全的感觉丧失。

(二)神经轴束中断

此类损伤多为神经遭受挫伤(钝性物打击)或牵拉伤所引起感觉与肌肉麻痹。

伤部神经纤维断裂(神经轴突和髓鞘),断裂的神经束内出血,但周围神经的支持组织(神经束膜)仍保持完整(见图 1-9),如能及时解除致伤原因,断裂的轴索可沿原通道长入末梢,其功能恢复较快且质量较好,一般不需手术治疗。在有些损伤中神经轴索中断和神经断裂在早期很难鉴别,如闭合性骨折合并神经损伤,需要密切观察一定时间,看其有无出现逐渐恢复现象,以便尽早明确诊断,并采取相应的措施(如手术治疗)。

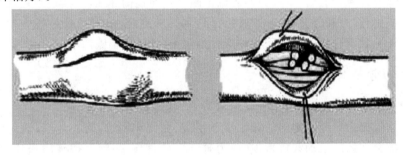

图 1-9 神经轴束中断

(三)神经断裂

此类损伤多为切割、过度牵拉、严重挫伤或撕脱伤等所引起。

其神经完全断裂,或外观虽保持完整的连续性,而神经内有瘢痕(或神经瘤形成)间隔,阻挡了神经纤维往远端自然生长。对此类损伤后运动、感觉、植物性神经功能丧失,肌萎缩,无电反应,必须进行手术修复(见图 1-10),才有恢复神经功能的可能。

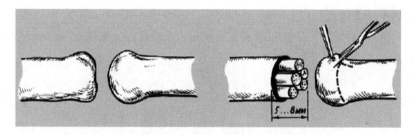

图 1-10　神经断裂后形成神经瘤与神经瘤的切除

六、血管损伤的病理变化过程

（一）血管损伤的机制

血管损伤大多数为切割伤、刺伤和炸伤等开放性损伤；闭合性损伤较少见，但钝性挫伤可引起血管栓塞或痉挛，闭合性骨折可引起血管损伤，造成严重内出血，应予足够重视。

1. 完全断裂

四肢主要血管完全性断裂，多有大出血，常伴有休克。由于血管壁平滑肌和弹力组织的作用，能使血管收缩并回缩及血栓形成，可使完全断裂的血管出血减少或自行停止，常起到保护生命的作用，有时血管伤可形成大血肿，外出血不多，应注意防止漏诊。

2. 部分断裂

血管有纵形、横形或斜形的部分断裂，由于动脉的收缩使裂口扩大，不能自行闭合，发生大出血。因此，有时部分断裂的出血比完全断裂更为严重。即使出血暂时停止，也有再度出血的危险。动脉部分断裂后，少数可形成假性动脉瘤或动静脉瘘。

（二）血管损伤的病理变化过程

1. 血管痉挛

主要是动脉痉挛，由于动脉外膜中交感神经纤维的过度兴奋，引起动脉壁平滑肌的持续收缩，使血管呈细索条状，血管内血液减少甚至完全阻塞，有的血管因挫伤、缺血而有痉挛同时有血栓形成。动脉痉挛多发生在受刺激部位，但也可波及该动脉的全程及其分支，静脉痉挛一般无严重后果。

血管痉挛的原因：血管受到损伤，骨折端、异物的压迫刺激，甚至暴露、寒冷刺激都可引起血管痉挛。血管痉挛时远侧动脉搏动减弱或消失，肢体可出现麻木、发冷、苍白等缺血症状。

2. 血栓形成

局部无大出血或张力性血肿现象，长时间血管痉挛可导致血管栓塞。

3. 侧支循环建立

侧支循环的建立是病变血管切变力的变化,导致原本存在的侧支血管网开放的结果。

第四节　运动损伤的修复

运动损伤造成机体部分细胞、组织功能丧失后,机体对所形成缺损的部位进行修补恢复的过程,称为修复。修复后可完全或部分恢复原组织的结构和功能。

修复过程起始于炎症,炎症渗出处理坏死的细胞、组织碎片,然后由损伤局部周围的健康细胞分裂增生来完成修复过程。

由损伤部周围的同种细胞来修复,称为再生,如果完全恢复了原组织的结构及功能,则称为完全再生;由纤维结缔组织来修复,称为纤维性修复,常见于再生能力弱或缺乏再生能力的组织;当其发生缺损时,不能通过原来组织再生修复,而是由肉芽组织填补,以后形成瘢痕,也称瘢痕修复或不完全再生。在多数情况下,由于有多种组织发生损伤,故上述三种修复过程常同时存在。

一、组织的再生能力

各种组织的再生能力不同。一般说来,分化低的组织比分化高的组织再生能力强,平常容易遭受损伤的组织以及在生理条件下经常更新的组织,有较强的再生能力;反之,再生能力较弱或缺乏。按再生能力的强弱,可将人体组织细胞分为三类。

（一）不稳定细胞

这类细胞总在不断地增殖,以代替衰亡或被破坏的细胞,如表皮细胞、呼吸道和消化道黏膜被覆细胞、淋巴及骨髓造血细胞、间皮细胞等。这些细胞的再生能力相当强。

（二）稳定细胞

在生理情况下,这类细胞增殖现象不明显,在细胞增殖周期中处于静止期,但受到组织损伤的刺激时,则进入 DNA 合成前期,表现出较强的再生能力。这类细胞包括各种腺体或腺样器官的实质细胞,如肝、胰、内分泌腺、汗腺、皮脂腺和肾小管的上皮细胞等;包括原始的间叶细胞及其分化出来的各种细胞。它们不仅有较强的再生能力,而且原始间叶细胞还有很强的分化能力,可向许多特异的间叶细胞分化。例如骨折愈合时,间叶细胞增生,并向软骨母细胞及骨母细胞分化;平滑肌细胞也属于稳定细胞,但一般情况下其再生能力弱。

(三)永久性细胞

属于这类的细胞有神经细胞、骨骼肌细胞及心肌细胞。中枢神经细胞及周围神经的神经节细胞,在出生后不能或很少进行分裂增生,一旦遭受破坏则成为永久性缺失。但这不包括神经纤维,在神经细胞存活的前提下,受损的神经纤维有着活跃的再生能力。心肌和骨骼肌细胞虽然有微弱的再生能力,但对于损伤后的修复几乎没有意义,基本上通过瘢痕修复。

二、各种组织的再生过程

(一)上皮组织的再生

1. 被覆上皮再生
被覆上皮主要覆盖于体表或衬于体内各种管、腔、囊的内表面。
被覆上皮受损时,由创口边缘或底部的基底层细胞(增殖能力强)分裂增生,新生细胞不断向浅层推移(或向缺损中心迁移),先形成单层上皮,以后增生分化为复层上皮。如胃肠道黏膜上皮缺损后,由邻近的基底部细胞分裂、增生来修补。
2. 腺上皮再生
腺上皮虽有较强的再生力,但再生的情况依损伤的状态而异。如果仅有腺上皮的缺损而腺体的基底膜未被破坏,可由残存细胞分裂补充,完全恢复成原来腺体结构。如腺体构造(包括基底膜)被完全破坏,则难以再生。构造比较简单的腺体如肠腺等可从残留部细胞再生,肝细胞有活跃的再生力。

(二)纤维组织的再生

在损伤的刺激下,受损处的纤维母细胞进行分裂、增生。纤维母细胞可由静止状态的纤维细胞转变而来,或由未分化的间叶细胞分化而来。幼稚的纤维母细胞胞体大,两端常有突起,胞浆内有丰富的粗面内质网及核蛋白体;胞核体积大,有1~2个核仁。当纤维母细胞停止分裂后,开始合成并分泌前胶原蛋白,在细胞周围形成胶原纤维,细胞逐渐成熟,变成长梭形,胞浆越来越少,成为纤维细胞(见图1-11)。

(三)软骨组织和骨组织的再生

软骨组织再生起始于软骨膜的增生,这些增生的幼稚细胞形似纤维母细胞,以后逐渐变为软骨母细胞,并形成软骨基质,细胞被埋在软骨陷窝内而变为静止的软骨细胞。软骨再生力弱,软骨组织缺损较大时由纤维组织参与修补。
骨组织再生力强,骨折后可完全修复。

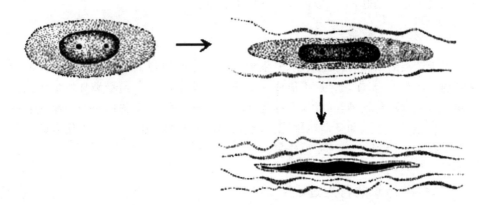

图 1-11　纤维母细胞产生胶原纤维并转化为纤维细胞模式

（四）血管的再生

1.毛细血管的再生

毛细血管多以生芽方式再生。首先在蛋白分解酶作用下基底膜分解,该处内皮细胞分裂增生形成突起的幼芽,随着内皮细胞向前移动及后续细胞的增生而形成一条细胞索,数小时后便可出现管腔,形成新生的毛细血管,进而彼此吻合构成毛细血管网(见图 1-12)。为适应功能的需要,毛细血管还会不断改建,有的管壁增厚发展为小动脉、小静脉。

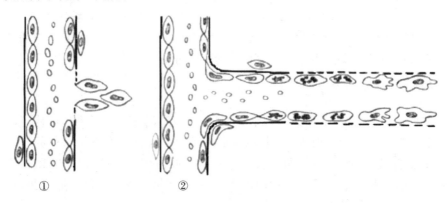

①　　　　　　②

图 1-12　毛细血管再生模式

（①基底膜分解,内皮细胞肥大、增生,形成幼芽;②内皮细胞向前移动,其后的内皮细胞分裂增生,靠近血管处的内皮细胞先分化成熟,有新的基底膜形成）

2.大血管的修复

大血管离断后需进行手术吻合,吻合处两侧内皮细胞分裂增生,互相连接,恢复原来内膜结构。但离断的肌层不易完全再生,而由结缔组织增生连接,形成瘢痕修复。

（五）肌组织和韧带的再生

肌组织和韧带的再生能力很弱。

骨骼肌的再生依肌膜是否存在及肌纤维是否完全断裂而有所不同。骨骼肌细胞是一个多核的长细胞，核多达数十乃至数百个。损伤不太重而肌膜未被破坏时，肌原纤维仅部分发生坏死，此时中性粒细胞及巨噬细胞进入该部吞噬清除坏死物质，残存部分肌细胞分裂，产生肌浆，分化出肌原纤维，从而恢复正常骨骼肌的结构；如果肌纤维完全断开，断端肌浆增多，可由肌原纤维的新生，使断端膨大如花蕾样。但这时肌纤维断端不能直接连接，而靠纤维瘢痕愈合。愈合后的肌纤维仍可以收缩，加强锻炼后可以恢复功能；如果整个肌纤维（包括肌膜）均被破坏，则难以再生，只能通过瘢痕修复。

平滑肌有一定的分裂再生能力，小动脉的再生中就有平滑肌的再生，但是断开的肠管或是较大血管经手术吻合后，断处的平滑肌主要通过纤维瘢痕连接。

心肌再生能力极弱，破坏后一般都是瘢痕修复。

少量韧带纤维断裂时，由纤维母细胞浸润、增生形成疤痕组织，最后修复损伤的韧带。若损伤较重，有较多韧带纤维断裂，修复时形成大量疤痕组织。韧带愈合后往往会延长或松弛，并使其张力下降30％～50％，甚至丧失，造成关节不稳定，易引起再度损伤。韧带完全修复约需1年。

（六）神经组织的再生

1. 中枢神经

脑及脊髓内的中枢神经细胞被破坏后一般不能再生。

2. 外周神经

外周神经受损时，如果与其相连的神经细胞仍然存活，可完全再生。周围神经纤维可以再生，由神经胶质细胞及其纤维修补，形成胶质瘢痕。

首先断处远侧端的神经纤维髓鞘及轴突崩解，并被吸收；近侧端的数个Ranvier节神经纤维也发生同样变化。然后由两端的神经鞘细胞增生，形成带状的合体细胞，将断端连接。近端轴突以每天约1毫米的速度逐渐向远端生长，穿过神经鞘细胞带，最后达到末梢鞘细胞，鞘细胞产生髓磷脂将轴索包绕形成髓鞘（见图1-13），再生过程常需数月以上才能完成。若断离的两端相隔太远（超过2.5厘米时），或两端之间有瘢痕或其他组织阻隔，再生轴突均不能达到远端，与增生的结缔组织混合在一起，卷曲成团成为创伤性神经瘤（截肢神经瘤），可发生顽固性疼痛。由于再生轴突不能全部长入远侧端，所以感觉和运动功能的恢复达不到伤前水平。

三、影响再生修复的因素

组织的再生受到全身及局部条件的影响，损伤程度、组织再生能力决定修复方

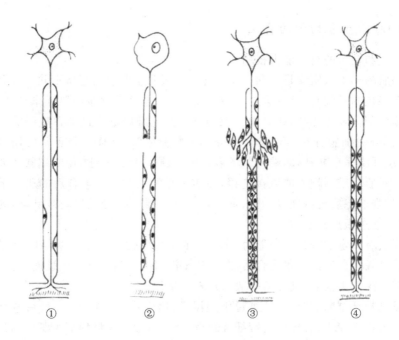

图 1-13　神经纤维再生模式

（①正常神经纤维；②神经纤维断离，远端及近端的一部分髓鞘及轴突崩解；

③神经膜细胞增生，轴突生长；④神经轴突达末梢，多余部分消失）

式、愈合时间及瘢痕大小。

（一）年龄

青少年的组织再生能力强、愈合快。老年人组织再生能力差、愈合慢，这与老年人血管硬化、血液供应减少、新陈代谢缓慢有很大的关系。

（二）营养状况

机体严重缺乏蛋白质，尤其是含硫氨基酸（如甲硫氨酸、胱氨酸）缺乏时，肉芽组织及胶原形成不良，伤口愈合延缓。维生素 C、锌元素对创伤愈合有重要作用。

（三）内分泌

肾上腺皮质激素分泌的多少与组织的修复有很大的关联。肾上腺皮质激素适宜的分泌，可以防止形成过多的疤痕，促进疤痕的吸收。

（四）损伤程度与伤后感染

损伤程度小，再生能力就强，修复就快，反之则慢。损伤部位有异物感染，对再生修复的妨碍甚大。对于感染的伤口，不能缝合，应及早引流，只有感染被控制后，修复才能进行。

（五）组织的再生能力

结缔组织、小血管、骨的再生能力强；肌肉、软骨、神经组织的再生能力差。

（六）局部血液循环

局部血液循环情况好，可以保证组织所需要的营养物质，加快坏死组织的吸收和局部感染的控制，再生修复好。

（七）处理情况

伤口处理的及时和正确的治疗手段，有利于损伤的再生与修复。

思考题：

1. 试述运动损伤的概念与分类。
2. 论述引起运动损伤的原因。
3. 论述运动损伤的预防方法。
4. 分析急性损伤的病理过程。
5. 解释再生、完全再生和瘢痕修复的概念。
6. 分析各种运动损伤的病理变化过程。
7. 讨论常见的关节软骨损伤。
8. 什么是末端病？

第二章 运动损伤的检查与诊断

本章内容提要

1.运动损伤的一般检查(望诊、问诊、触诊、叩诊、听诊)。

2.运动损伤的特殊检查(关节活动度、肌力、肢体轴线、四肢长度与围度的检查)。

3.运动损伤的特殊手法检查(躯干的检查、四肢的检查、血管损伤的检查、神经损伤的检查)。

4.运动损伤常用的诊断技术。

引 言

运动损伤是运动员训练过程中的常见问题,是影响其竞技水平发展的重要因素。运动损伤的全面、准确评估对于确定治疗手段、制定康复训练计划、缩短恢复时间十分关键。

通过对运动损伤进行一般检查和特殊检查、特殊手法检查,了解躯干、四肢、血管、神经等常见运动损伤部位的诊断和评估方法;根据病情及时选择合适、有效的现代医学诊断技术,为运动损伤的治疗和康复提供正确、科学的依据。

运动损伤的检查应确定受伤部位、组织、性质、程度和范围。进行检查时要严肃认真、科学严谨;操作动作要准确、规范、协调;检查体位、姿势、动作要按要求进行。

第一节 运动损伤的一般检查

很多人在运动的时候会发生一些意外损伤,造成肢体或内脏损伤,使人体产生各种不适与疼痛。通常可通过运动损伤的一般检查,了解损伤的类型和严重程度。

一、望诊

望诊指以视觉观察受伤者全身或局部表现的诊断方法,包括观察受伤部位形态、伤者五官反应、知觉、呼吸等；主要观察患者姿势、步态、局部征象，伤口有无瘀血肿胀、畸形并与健侧相比较等。

(一)皮肤颜色

望肤色主要是视伤口周围皮肤的色泽与外形变化。新伤出血者，肤色青紫，肿胀范围比较集中；陈旧损伤出血时间较长，肤色变黄，肿胀范围比较广泛。损伤后肤色青紫不断加深加大，为内部渗血不止的现象，应注意进一步检查或采取措施。肤色青紫而变红，应防止继发感染；肤色失去红润而变白者，为局部缺血或血液循环受阻；损伤部位肤色紫黑，应预防组织坏死。

(二)形态

观察形体和受伤局部的正常形态有何改变、是否肿胀，如受伤局部的肢体有无畸形、肌肉萎缩，肿块大小，皮肤紧张和发硬程度。关节脱位时常有明显的畸形，肢体形态异常，可变长或缩短。

(三)肿胀及瘀血

根据受伤部位肿胀的程度、瘀斑的色泽，判断损伤的性质。肿胀严重，明显可见青紫者，可能有肌腱或肌肉断裂、骨折存在；肿胀较轻，稍有青紫或无青紫者多属轻伤。

(四)伤口

望有无伤口，伤口的形状、大小、深浅、出血量多少。骨折端有无外露。

二、问诊

问诊主要询问伤者的体质、生活习惯、受伤原因、发病及治疗经过、现在的症状，了解伤者的运动史和运动专项、训练年限、过去的病史、家族史等。

(一)一般史

1. 病史

(1)询问现病史、既往病史，特别是询问有无影响内脏功能和运动能力的重大疾病(如高血压、心脏病、肝炎、肾炎、关节炎、癫痫等)。

(2)询问家族病史，了解有无传染病和遗传病。

(3)女性询问月经史、生育史。

2. 生活史

询问工作性质、劳动条件、生活制度、营养状况，有无饮酒和吸烟等不良嗜好。

（二）运动史和外伤史

询问参加体育活动的情况，了解是否经常参加体育活动、运动项目和专业训练年限、专项成绩，有无过度训练或运动性伤病史、外伤史，伤后是否经过处理、治疗方法和用药情况。

了解目前受伤情况，着重询问受伤的原因、时间，受伤时的体位、最先着力（或着地）的部位，受伤后肢体功能情况及全身状况。

（三）自我感觉

询问伤员的自我感觉、出现疼痛的部位和程度、疼痛出现的时间和频率。

三、触诊

触摸患部皮肤温度，检查肌肉张力、软组织韧度、关节灵活度，要注意有无压痛。四肢触诊时应注意检查四肢的瘫痪或强直状况。

（一）触痛点

触摸疼痛点，寻找和确诊压痛部位。在触诊时应分清主要压痛点和次要压痛点（在治疗过程中主要痛点和次要痛点会相互转化，应反复触摸）。

根据压痛的范围、部位、程度，可用来鉴别损伤的性质种类。压痛明显而尖锐者，多为骨折；压痛较轻，范围广泛者，多为软组织损伤。

（二）摸肿胀

伤后因出血程度及深浅部位不同，出现皮内和皮下出血肿胀（瘀斑）或皮下组织的局部性血肿。患部肿胀较硬，肤色青紫带红者，为新鲜损伤；损伤日久，瘀血凝滞不化，亦可肿胀而硬。肿胀较软，青紫带黄者，为陈旧损伤。

（三）摸畸形

触摸患部出现的高凸、凹陷等畸形，可以判断肌肉肌腱断裂或骨折和关节脱位的性质、位置、移位情况，以及关节脱位、骨折复位情况。还可判断伤肢能否活动，有无感觉障碍。

（四）摸异常活动

四肢长骨损伤，不能活动的部位而有异常活动，表示有骨折存在。已经确定的骨折患者，断端仍有异常活动，表示骨折尚未连接。各关节出现的异常活动，多表示相应韧带的完全断裂。关节脱位处常有明显的畸形，移位的骨端可在异常位置摸到。

(五)摸弹性固定感

关节脱位时,由于关节囊、韧带的作用和肌肉的痉挛,被动运动时可感到弹性抗力。

四、叩诊

叩诊是借助于手或叩诊锤,叩击患者身体表面某些部位使之产生音响。由于人体各种组织结构的密度、弹性各异而发出不同的声音,根据声音性质、间隔时间来判断该部位是否正常。叩诊也用于检查某些关节部位,以诊断相应部位的神经反射是否正常;用叩诊判断有无骨折,以区别软组织损伤。

(一)直接叩诊法

检查者右手中间三手指并拢,用其掌面直接拍击被检查部位,借助于拍击的反响和指下的震动感来判断病变情况的方法称为直接叩诊法。适用于胸、腹部范围较广的病变,如肺气肿、气胸等。

用叩诊锤叩击髌骨下方的髌腱(即膝跳反射),正常反应为小腿急速前踢。此反射通常受中枢神经系统的高级部位影响,其反应的强弱、迟速可反映中枢神经系统的功能状态。膝反射减弱或消失常见于脊髓或周围神经性病变,是下运动神经元瘫痪的体征之一,多见于肌病、小脑及锥体外系疾病;反射亢进为上运动神经元瘫痪的体征,如甲亢、破伤风、低钙抽搐等,精神过度紧张亦可出现。

(二)间接叩诊法

间接叩诊法是应用最多的叩诊方法。检查者将左手中指第二指节紧贴于叩诊部位,其他手指稍微抬起,勿与体表接触;右手指自然弯曲,用中指指端叩击左手中指末端指关节处或第二节指骨的远端(见图 2-1)。

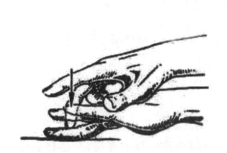
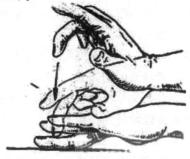

图 2-1　间接叩诊法

叩击方向应与叩诊部位的体表垂直。叩诊时应以腕关节与掌指关节的活动为主,避免肘关节和肩关节参与运动。叩击动作要灵活、短促、富有弹性。叩诊时用力要均匀,不可过重以免引起局部疼痛和不适。

(三)骨骼叩诊

叩击受伤部位骨骼有无异常疼痛。注意对称部位音响的异同。

轴向叩击远离伤处,沿肢体纵轴叩击,能诱发出伤处尖锐疼痛者,表示伤处骨折。局部叩击能引起疼痛者,常表示有深在的伤患。

五、听诊

直接用耳或利用听诊器来听取被检查的器官或组织发出的声音。听诊时患者采取适当的体位。环境要安静、温暖和避风。应避免寒冷引起的肌肉颤动,产生附加音。听诊器应紧贴皮肤,防止与皮肤摩擦产生杂音。

(一)直接听诊法

检查者将耳直接贴附于被检查者的体表上进行听诊,这种方法所能听到的体内声音很弱。目前也只有在某些特殊和紧急情况下才会采用。在肢体活动中发出异常的响声,若伴有相应的临床症状,则有诊断意义。例如手指肌腱炎、狭窄性腱鞘炎在手指伸屈时发出清脆的弹响。

(二)间接听诊法

用听诊器进行听诊的一种检查方法。此法方便、应用广,可以在任何体位听诊时应用,听诊效果好,因听诊器对器官活动的声音有一定的放大作用,能阻断环境中的噪音,故常用于心、肺、腹的听诊;也用于听取身体其他部位发出的声音,如血管音、肌束颤动音、关节活动音、骨折面摩擦音等。

通过听诊,能了解关节内发出的各种不正常声音,判断关节部位的损伤、腱鞘的炎症等。听诊时,要注意区分声音的部位、大小、性质。

1. 骨擦音

借骨传导音的听诊,判断有无骨折。摩擦骨折断端互相摩擦时发出粗糙的摩擦音。

2. 肌腱运动时的声音

如桡骨茎突部狭窄性腱鞘炎等弹响。

3. 关节运动时的声音

弹响、摩擦音。如在伸屈膝关节时,盘状半月板可发出低沉的弹响。

有一种关节专用听诊器,这种听诊器能发射一定波长的声波,在遇到病变组织和健康组织时反射回来的声波波长有所不同,医生据此可快速检测出关节是否发炎受伤及发炎受伤的程度。

第二节　运动损伤的特殊检查

运动损伤的特殊检查包括对关节活动度、肌力、肢体轴线、四肢长度与围度的检查,应根据伤情和需要做针对性的测量。

一、关节活动度

(一)概念

关节活动度测定是运动系统功能检查基本内容之一,用以评价关节运动功能损害的范围及程度,并作为制定康复计划及评价康复效果的依据之一。

关节活动度(ROM)又称关节活动范围,是指关节活动时可达到的运动最大弧度。关节活动范围分为主动活动和被动活动范围。主动关节活动范围指作用于关节的肌肉随意收缩使关节运动时所通过的运动弧;被动关节活动范围指由外力使关节运动时所通过的运动弧。

(二)关节活动度的测量方法

测量方法一般有三种,最简单的是目测,比较准确的是用量角规测量,更准确的是用 X 线照片测量,但后者不常用。

关节活动度常用量角器测量,并记录被检关节向各个方向的主动与被动运动的范围与程度。每个关节从中立位到各方向运动所达之角度,并与健侧对比,同时记录。如关节在非功能位时,则应测量在该位置的活动幅度。关节角度测量仪又称双叉式关节测角器,是测量关节运动幅度的专用仪器。它由固定臂、活动臂、角度刻度盘等组成。活动臂的尖端部指向角度刻度盘上某一角度,即为关节运动幅度的角度值。

国际上采用的关节活动度表示法,是以肢体中立位为0°计算,简称中立位0°法。原则上人体关节都以解剖学体位作为0°位,测量肩关节水平屈伸活动时,以外展 90°位作为0°位。角度的记录是以中立位为起始点 0°,按该肢体屈曲、伸展、内收、外展、内旋、外旋等各运动平面的两个相反方向记录其活动的角度。一般将起始点 0°写在这两个角度的中间。

如腕关节的中立位(0°)为手掌与前臂成一条直线,正常掌屈达 50°~60°,背屈达 35°~60°,记录为 50°~0°~35° 或 60°~0°~60°。关节强直时,只用两个数字记录,即强直体位的角度和中立位 0°(见图 2-2)。

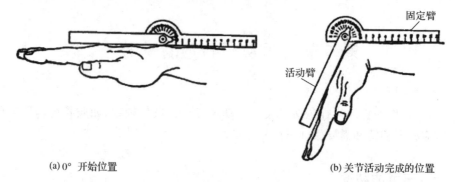

(a) 0° 开始位置   (b) 关节活动完成的位置

图 2-2 关节活动度测量角器测量示 0°开始位置和关节活动完成的位置

二、关节活动度测量

(一)肩关节活动度检测

肩部包括六个关节:盂肱、肩锁、胸锁、喙锁、肩肱、肩胛胸壁关节。盂肱关节是全身活动范围最大的一个关节。正常人吃饭时肩关节外展 30°、前屈 45°就能满足要求。穿衣尤其是穿套衫时,肩关节外展上举 150°左右;梳头时肩关节上举约 110°。

当肩关节中的一个或两个关节的活动受限时,其他关节可有效地代偿,特别是在肘、腕关节正常的情况下,一侧肩关节强直,患者仍能完成穿衣、脱衣等对肩关节功能要求较高的动作(见图 2-3 和图 2-4)。

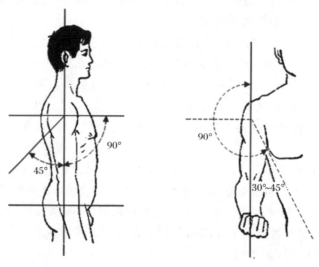

图 2-3 肩关节正常活动范围

(肩关节前屈 90°,后伸 45°;内收 30°~45°,外展 90°)

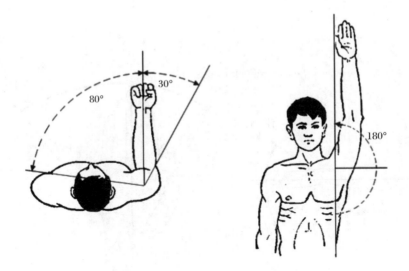

图 2-4　肩关节正常活动范围（内旋 80°，外旋 30°；上举 180°）

（二）肘关节活动度检测

肘关节正常活动范围如图 2-5 所示。

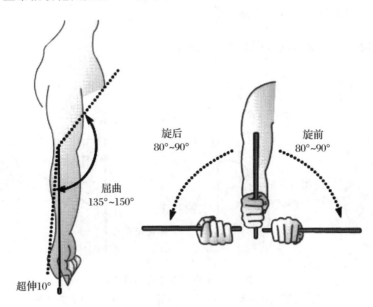

图 2-5　肘关节正常活动范围

（肘关节屈曲 135°～150°，超伸 10°；旋前 80°～90°，旋后 80°～90°）

（三）腕关节活动度检测

腕关节正常活动范围如图 2-6 所示。

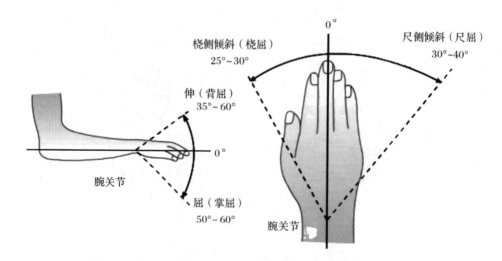

图 2-6　腕关节正常活动范围

（腕关节背屈 35°～60°，掌屈 50°～60°；桡屈 25°～30°，尺屈 30°～40°）

（四）掌指关节活动度检测

掌指关节正常活动范围如图 2-7 所示。

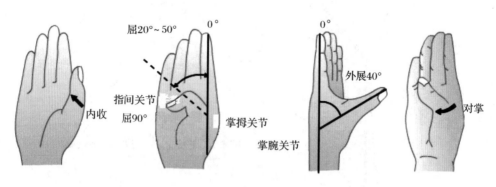

图 2-7　掌指关节正常活动范围

（掌腕关节外展 0°～40°，掌拇关节屈 20°～50°，指间关节屈 90°；

近端指间关节屈 90°，远端指间关节屈 60°～90°）。

（五）髋关节活动度检测

髋关节正常活动范围如图 2-8 所示。

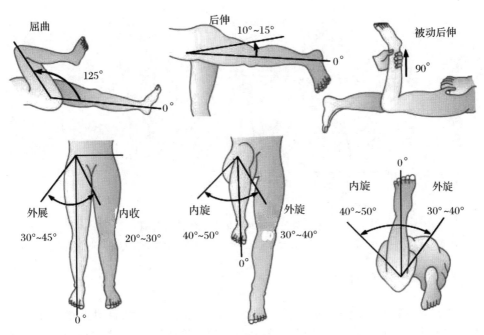

图 2-8 髋关节正常活动范围

(屈膝时前屈 125°,后伸 10°~15°,被动后伸 90°;外展 30°~45°,

内收 20°~30°;外旋 30°~40°,内旋 40°~50°)

(六)膝关节活动度检测

膝关节正常活动范围如图 2-9 所示。

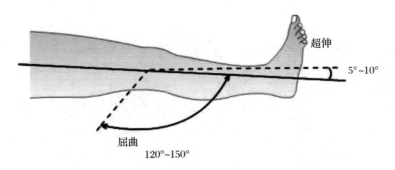

图 2-9 膝关节正常活动范围

(屈曲 120°~150°,过伸 5°~10°;小腿向外偏斜 5°~8°)

(七)踝关节和跖趾关节活动度检测

踝关节和跖趾关节正常活动范围如图 2-10 所示。

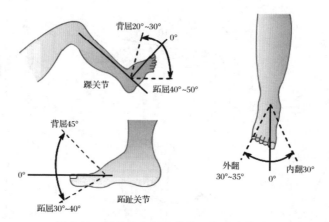

图 2-10　踝关节和跖趾关节正常活动范围

（踝关节背屈 20°～30°，跖屈 40°～50°，内翻 30°，外翻 30°～35°；跖趾关节背屈 45°，跖屈 30°～40°）

（八）躯干活动的测定

正常人脊柱有一定活动度，颈、腰椎活动范围最大，胸椎段活动范围较小。检查脊柱的活动度时让病人做前屈、后伸、侧弯、旋转等动作，以观察脊柱的活动情况及有无变形。如有外伤骨折或关节脱位时应避免脊柱活动，以免损伤脊髓。

1. 颈部活动度检测

颈部正常活动范围如图 2-11 所示。

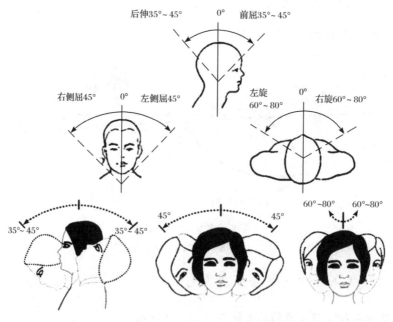

图 2-11　颈部正常活动范围

（前屈 35°～45°，后伸 35°～45°；侧屈左 45°，右 45°；旋转左 60°～80°，右 60°～80°）

2. 胸腰部活动度检测

胸腰部正常活动范围如图 2-12 所示。

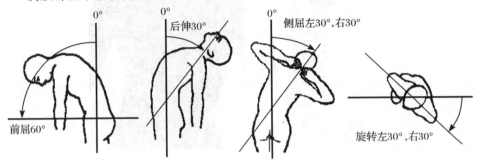

图 2-12　胸腰部正常活动范围

（前屈 60°，后伸 30°；侧屈左 30°，右 30°；旋转左 30°，右 30°）

三、肢体轴线测量（脊柱形态检查）

人体的脊柱有四个生理弯曲：即颈曲、胸曲、腰曲和骶曲（见图 2-13）。

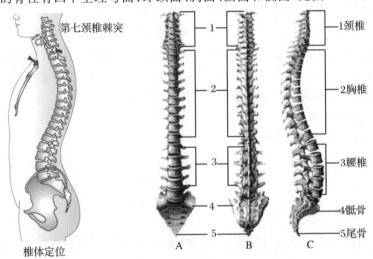

图 2-13 正常人体脊柱

（A. 前面观　B. 后面观　C. 侧面观）

如果肢体轴线出现畸形，如脊柱侧弯、驼背、鸡胸等，将不同程度地影响运动功能和健康，使身体失去平衡，容易发生疲劳，出现腰酸背痛等症状，引发腰肌劳损，个别严重的还可影响呼吸器官和内脏的发育，会使呼吸运动发生障碍。

（一）脊柱侧弯

脊柱离开后正中线向左或右偏曲称为脊柱侧弯（见图 2-14）。检查时可见两肩不平，身体向一方倾斜。

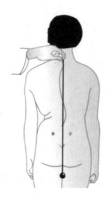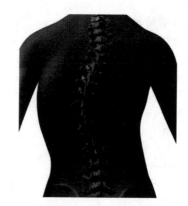

图 2-14　脊柱侧弯

1. 按部位分

脊柱侧弯分为胸段侧弯,腰段侧弯,胸、腰段联合侧弯。

2. 按性质分

(1)脊柱姿势性侧弯

其特点是姿势性侧弯时脊柱的弯曲度多不固定(尤其是早期),改变体位可使侧凸得以纠正。平卧向前弯腰时脊柱侧弯可消失。

引起脊柱姿势性侧弯的主要原因是儿童发育时期坐、立姿势经常不端正,患椎间盘突出症。某些运动项目的运动员,如射击(步枪)运动员、优秀艺术体操运动员的脊柱侧弯(或侧凸)发生率非常高,高强度的训练和比赛、特殊的动作技术、较高的柔韧性要求均可能是运动员脊柱侧弯高发的诱因。

(2)脊柱器质性侧弯

其特点是改变体位不能使侧弯得到纠正。

引起脊柱器质性侧弯的病因是佝偻病、慢性胸膜增厚,胸膜粘连,肩部或胸廓的畸形等。

(二)脊柱前凸

脊柱前凸,其中腰部过分前弯称为鞍背;胸曲消失而且反向前凸称脊柱胸前凸。

(三)脊柱后凸

1. 特点

脊柱过度后弯称为脊柱后凸,也称为驼背,多发生于胸段脊柱。是由于肌肉韧带松弛、骨质软化、久站久坐、长期使用不良坐姿(向前探头、含胸)、肩部长期抗压或负重训练,在重力的作用下所致的骨骼畸形。

2. 常见病因

(1)佝偻病:多发于小儿或儿童期,坐位时胸段呈明显均匀性向后弯曲,仰卧位时弯曲消失。

（2）结核病：多在青少年时期发病，病变常在胸椎下段。椎体破坏、压缩，棘突明显向后突出，形成特征性的成角畸形，常伴有全身其他脏器的结核，如肺结核、肠结核、淋巴结核。

（3）强直性脊柱炎：多见于 10～40 岁人群，高峰 20～30 岁，男女比例为 5∶1，常发生在胸段上半部，脊柱胸段成弧形（或弓形）后凸，常有脊柱强直性固定，仰卧位时亦不能伸直。

（4）骨关节炎：多见于老年人，与衰老、创伤、炎症、肥胖、代谢障碍和遗传等因素有关，常累及颈椎、腰椎、胸椎（见图 2-15）。

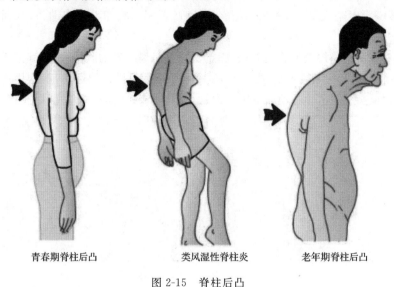

青春期脊柱后凸　　　　类风湿性脊柱炎　　　　老年期脊柱后凸

图 2-15　脊柱后凸

（四）其他

外伤致脊椎骨折后造成脊柱后凸，可发生于任何年龄组；青少年胸段下部及腰椎呈均匀性后凸，见于发育期姿势不良或脊椎骨软骨炎。

四、肌力检查

（一）肌力

肌力是指肢体做随意运动时肌肉收缩的力量。肌力检查是测定受试者在主动运动时肌肉或肌群的收缩力量，借以评定肌肉的功能状态。

肌力检查在肌肉、骨骼、神经系统损伤诊断，尤其是周围神经系统病变诊断中尤为重要。

肌力测定的主要目的是判断有无肌力下降及肌力下降的程度与范围，为制订治疗、训练计划提供依据；定期检查神经肌肉病变的恢复程度和速度，以检验治疗训练的效果。

（二）常用的肌力检查方法

1. 手法肌力检查（MMT）

手法肌力检查是一种不借助任何器材，由检查者徒手对受试者进行肌力测定的方法。这种方法 1916 年由 Lovett 提出，简便、易行。

（1）检查方法

施行 MMT 时，应让受试者采取特定的姿势体位，对受试肌肉做标准的测试动作，观察该肌肉完成受试动作的能力。由测试者用手施加阻力或助力，判断该肌肉的收缩力量。

检查时使不受检查的肌肉放松，固定受检查肌肉附着的肢体一端，嘱患者收缩该肌肉，在肌肉另一附着端产生某一动作，并尽可能达到最大的运动范围，用手触摸受检肌肉和观察肢体主动运动的范围和力量，来判断该肌肉的收缩功能（见图 2-16）。

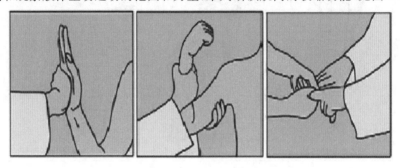

图 2-16　手法肌力检查

（2）注意事项

手法检查时应该熟悉受检肌肉的起止点、肌肉与所支配的关节之间位置关系和肌纤维走行方向，了解正常肌肉收缩时所产生的肢体运动方向。需了解在产生某一运动时主动收缩肌、固定肌、拮抗肌和协同肌的关系，特别要了解协同肌可能产生的替代作用，并加以避免。测定时所加阻力必须为同一强度，并且持续给予阻力。

原则上抗阻不能应用于两个关节以上，即阻力只能施加于被测肢体的远端。被检者也应了解正确的动作，加以配合，以避免产生不准确的结果（见图 2-17）。

（3）检查结果及记录

肌力检查的六级评分法：将测定肌肉的力量分为 0、1、2、3、4、5 级。每级的指标是依据受试肌肉收缩时所产生的肌肉活动、带动的关节活动范围、抵抗重力和阻力的情况而定。

0 级（zero，O）：受试肌肉无收缩。评定结果为：全瘫，肌力为正常肌力 0%。

1 级（trace，T）：肌肉有收缩，但不能使关节活动。评定结果为：微有收缩，肌力为正常肌力的 10%。

2 级（poor，P）：肌肉收缩能使肢体在去除重力条件下做关节全范围活动。评

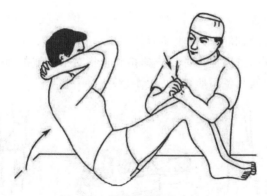

图 2-17　腰背部屈肌肌力检查

定结果为:差,肌力为正常肌力的 25%。

3 级(fair,F):肌肉收缩能使肢体抵抗重力做关节全范围活动,但不能抵抗外加阻力。评定结果为:尚可,肌力为正常肌力的 50%。

4 级(good,G):肌肉收缩能使肢体抵抗重力和部分外加阻力。评定结果为:良好,肌力为正常肌力的 75%。

5 级(normal,N):肌肉收缩能使肢体活动抵抗重力及充分抵抗外加阻力。评定结果为:正常,肌力为正常肌力的 100%。

检查后及时记录受试者的徒手肌力等级、检查日期,并评估受试者的表现。

(4)肌力检查在临床上常会出现误差

为了减少误差尽可能使检查操作规范化,注意以下几点:

①检测时必须做关节最大范围活动。为了解其确切的关节活动范围,可先做被动的关节活动检查以作对照。

②运动应始终以平稳的速度进行。尽可能稳定地固定近端关节,以避免出现替代活动。

③固定体位时不能压迫肌肉或肌腱,以免妨碍其正常活动。

④肌力在 4 级以上时,检查所加阻力必须连续施加,并保持与运动相反的方向。

⑤抗阻检查之阻力必须保持同一强度,不能用于两个关节以上,阻力应施加于被测关节肢体的远端。

⑥患者一般先做其熟悉的运动,然后再做不熟悉的动作。肌力检查不适用于痉挛性麻痹及各种原因造成关节活动受限的患者。

(5)MMT 适应症与禁忌症

①适应症:健康人群因各种原因引起的肌力减弱,包括废用性、肌源性、神经源性、关节源性等。

②禁忌症:骨折未愈合、关节脱位、关节不稳、急性渗出性滑膜炎、严重疼痛、急性扭伤和各种原因引起的骨关节破坏等。

2. 器械肌力检查

肌力超过 3 级时做进一步精细定量评定使用。器械测量具有客观定量指标。

（1）等长肌力检查

测定单个肌肉或肌群的等长收缩力。

常用握力计测握力；用捏力计检查拇指和食指对指捏挟的肌力；用拉力计测背肌拉力；用测力计测四肢各组肌力（见图 2-18）。

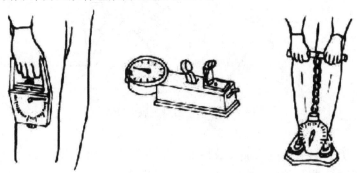

图 2-18　握力测定、捏力计、拉力测定

（2）等张肌力检查

等张肌力检查原理是测定肌肉进行等张收缩时所能克服一定量阻力的负荷次数（见图 2-19 和图 2-20）。

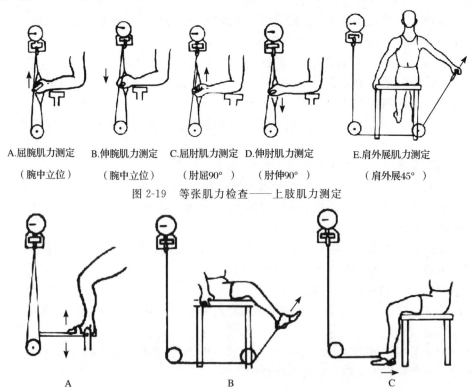

A.屈腕肌力测定　B.伸腕肌力测定　C.屈肘肌力测定　D.伸肘肌力测定　　E.肩外展肌力测定

（腕中立位）　　（腕中立位）　　（肘屈90°）　　（肘伸90°）　　　（肩外展45°）

图 2-19　等张肌力检查——上肢肌力测定

A　　　　　　　　　　　B　　　　　　　　　　C

图 2-20　等张肌力检查——下肢肌力测定

（3）等速肌力检查

采用电脑控制的等速测力设备进行，运动速度用仪器预先设定，肌肉用力不能使运动加速，只使肌张力增高，关节扭力矩变化，并由电脑自动记录数据，描绘曲线（见图 2-21）。

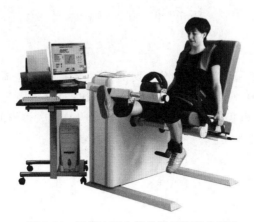

图 2-21　用等速测力器做膝屈伸肌力测试

五、四肢长度测量

测量时被测者应取的姿势是将双侧肢体放在对称位置以便对比。

（一）四肢各部分长度测量

1. 上肢长度

自肩峰至桡骨茎突尖端（或中指尖端）。自肩峰至肱骨外上髁为上臂长度，外上髁至桡骨茎突为前臂长度。

2. 下肢长度

自髂前上棘至内踝尖（或股骨大粗隆至外踝尖）为下肢长度。

（二）四肢围度测量

常用的指标主要有上臂围度、前臂围度、大腿围度、小腿围度、髌骨上 5 厘米的围度、髌骨上 10 厘米的围度等。

肌肉力量的大小与肌肉的生理横断面有关，当肌肉出现萎缩、肌力下级时，肢体的围度减小，通过测量肢体的围度可间接了解肌肉的状况。

使用肢体围度指标时须注意，肌肉和脂肪的变化均可影响肢体围度的大小。选择肌肉萎缩或肿胀明显之平面，测量其周径，并量健侧对称部位的周径，分别记录，以资对比。

通常评价一个人体形均衡发展及优美程度可用体围均差值表示。体围均差值大于 1 算正常,当然均差值越大越好,主要是用来判别体形好坏。四肢左右围差是评价四肢发展均衡与否的标准。根据以上差值可知肌肉是否发达,左右是否对称。

第三节　运动损伤的特殊手法检查

运动损伤的特殊手法检查大致分为两类:第一类检查法是损伤动作的重复,占大多数,如髌骨劳损的单足半蹲试验、腕软骨损伤时的旋转挤压试验;第二类检查法是根据病理生理特点提出的,如肩关节脱位的杜加斯征、腰椎间盘突出症的屈颈与直腿抬高试验等。

一、躯干的检查

(一)颈椎活动的手法检查

1.臂丛牵拉试验(Eaton 征)

患者坐位,头微屈,检查者立于患者被检查侧,一手推头部向对侧,另一手握该侧腕部做相对牵引,此时臂丛神经受牵拉,若患肢出现放射痛、麻木,则为阳性(见图 2-22),多见于神经根型颈椎病患者。

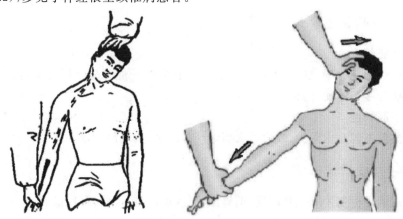

图 2-22　臂丛牵拉试验

2.压顶试验(椎间孔挤压试验)

患者端坐,令其头偏向患侧,检查者手掌放于患者头顶部,双手重叠向下加压,病人出现肢体放射性痛或麻木为阳性(见图 2-23),表示力量向下传递到椎间孔变小,有颈部神经根型损害。做上述检查时,将病人的头颈部处在稍后仰的部位,更容易检查到阳性体征。

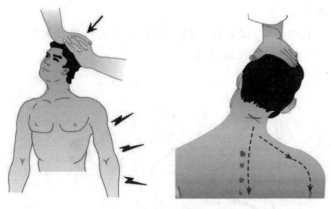

图 2-23 压顶试验(椎间孔挤压试验)

3.击顶试验

病人端坐,头颈部正直,检查者以左手掌覆盖在病人的头顶部,右手握拳轻叩左手背,向自己的左手背按压或击打,击打的力量要适中,不宜太大(见图2-24)。

病人出现颈肩部疼痛,或有向上肢放射的麻木、酸胀感视为异常,提示颈部的神经根受到刺激或压迫,常见于神经根型颈椎病。

4.引颈试验

病人端坐,头颈部正直。检查者以一手托住其下颌,另一手托住病人的后脑勺位置,双手同时缓缓用力向上提托牵拉头颈部,在牵拉的同时可以配合轻的旋转颈椎动作(见图 2-25)。

若病人出现上肢疼痛、麻木等症状减轻,或感觉到轻松时,则为阳性,常见于神经根型颈椎病。

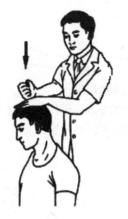

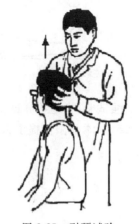

图 2-24 击顶试验　　　图 2-25 引颈试验

(二)腰椎活动的手法检查

前后伸屈活动、左右侧活动及左右旋转活动的范围,有无疼痛(部位)。

1. 拾物试验

患者拾取地上物件时，仅屈膝、屈髋，腰挺直不能弯曲者为阳性（见图 2-26）。本试验检查脊柱有无弯曲运动障碍。

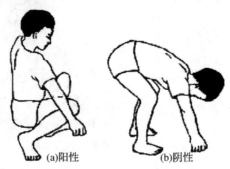

(a)阳性　(b)阴性

图 2-26　拾物试验

2. 直腿抬高试验（Lasegue 征）

患者仰卧，两下肢伸直，检查者一手扶压髌前（膝关节伸侧），以保持膝关节于伸直位，另一手握住踝部将患肢逐渐抬高，若抬高到 70°以下即出现疼痛，同时检查者有一定阻力感，为直腿抬高试验阳性，记录引起疼痛时的角度（见图 2-27）。本试验阳性表示患者有坐骨神经痛，提示腰间盘突出症。

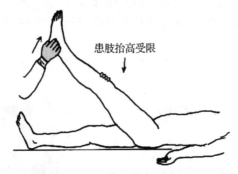

患肢抬高受限

图 2-27　直腿抬高试验

直腿抬高加强试验：直腿抬高试验阳性的病人，再使之足向背侧屈，疼痛加剧，为阳性（见图 2-28）。本征阳性提示患者腰椎间盘突出症。

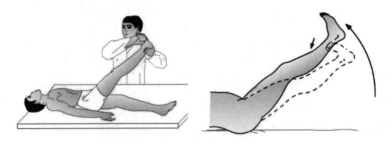

图 2-28　直腿抬高加强试验

3.跟臀试验(又称"伊利征",Ely征)

病人俯卧,检查者握住其踝部屈曲其膝关节,使足跟紧贴臀部,然后使整个大腿过伸,若引起腰部疼痛,骨盆离开床面而上抬,则为阳性(见图2-29)。

本征阳性主要见于腰3腰4神经根的病变,腰大肌受刺激,骶髂关节、腰椎损害等。

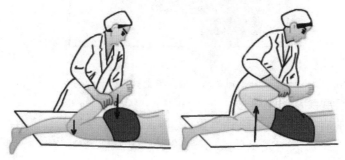

图 2-29 跟臀试验

4.坐位伸膝试验

患者坐于床缘或高凳上,头及腰部保持正直,两小腿自然下垂,嘱患者将患肢膝关节逐渐伸直,活动中出现坐骨神经痛者阳性,提示坐骨神经有刺激。临床检查者也可先用手按压患肢腘窝,再被动伸直患膝,观察有无坐骨神经痛,有为阳性(见图2-30)。

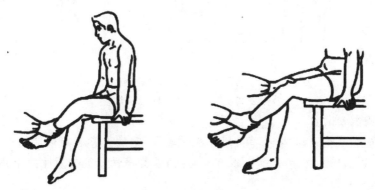

图 2-30 坐位伸膝试验

二、上肢的检查

(一)上肢活动的手法检查

1.米拉试验(Mill征)

患者肘关节屈曲,前臂旋前位,半握拳,腕尽量屈曲,然后将前臂被动旋前并伸直肘关节时,肱骨外上髁处疼痛者为阳性,为肱骨外上髁炎(见图2-31)。

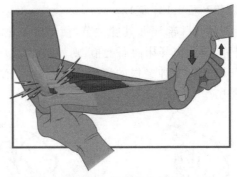

图 2-31　肱骨外上髁炎

2. 肘后三角与 Hueter 线

肘关节伸直时,正常者肱骨内、外上髁及尺骨鹰嘴突三骨点在一条直线上(Hueter 线)。当肘关节完全屈曲时,三个骨突形成等腰三角形。如肘关节后脱位,则三点关系改变(见图 2-32);但肱骨髁上骨折时,三者关系不变。

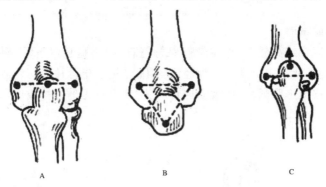

A 正常伸直位　B 正常屈曲位　C 脱位后三点不在一条直线上
图 2-32　肘后三角与 Hueter 线

3. 屈拇握拳试验

屈拇握拳试验又称"桡骨茎突腱鞘炎试验"。嘱病人卷起衣袖伸出一手,先将拇指屈曲,再握拳。然后使腕关节向尺侧倾斜,若桡骨茎突处发生疼痛或疼痛加剧,则为本试验阳性(见图 2-33)。

试验阳性是桡骨茎突狭窄性腱鞘炎的特异征象。

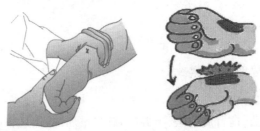

图 2-33　屈拇握拳试验

4. 肘外展试验

肘关节伸直位微屈 15°～20°，前臂被动外展时出现肘内侧痛，为尺侧副韧带前束损伤(见图 2-34)；屈肘 90°位前臂被动外展时疼痛，为尺侧副韧带后束损伤。若有前臂异常外展活动，为韧带断裂。

5. 腕软骨盘旋转挤压试验

先将患者腕关节极度掌屈，并旋前尺侧偏，然后旋转挤压，不断顶撞尺骨小头(见图 2-35)。患者尺骨小头远端出现疼痛或响声为阳性，提示腕三角纤维软骨盘损伤。

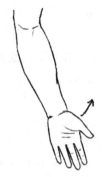 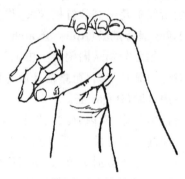

图 2-34　肘外展试验　　　　图 2-35　腕软骨盘旋转挤压试验

6. 指间关节侧搬试验

检查者的一手拇、食两指捏住并固定患者伤部的近节指骨，另一手拇、食两指捏住伤部的远节指骨并向健侧推搬。若患侧出现疼痛，则为指间关节侧副韧带扭伤；若有异常侧向活动，则为韧带完全断裂(见图 2-36)。

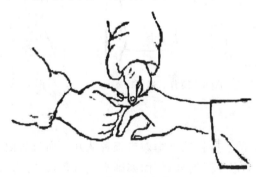

图 2-36　指间关节侧搬试验

(二)肩关节活动的手法检查

肩关节活动度受盂肱关节、肩锁关节、胸锁关节、肩胛骨胸壁活动度的共同影响。其中盂肱关节属于球窝关节，有很大的关节活动度。常检查肩前屈、外展、外旋、内旋四个方向的活动度。

前屈活动度检查时，上肢保持内收位，肘关节伸直，上肢自前方向上举直至超过头顶，前屈至最上方时掌心向前。

外展活动度检查时，上肢保持肘关节伸直，自身体侧方向上举直至超过头顶，外展至最上方时掌心向外。

外旋活动度检查包括内收位外旋和外展位外旋。内收位外旋，患者肩内收位，肘部贴紧身体，屈肘90°，前臂旋转中立位，肩关节外旋使手向侧方移动；外展位外旋，患者肩外展90°位，屈肘90°，前臂旋后掌心向前，肩关节外旋使手向体后移动。

内旋活动度检查时，肩关节内旋，使手从后下方向上方摸背，保持手心向后。以拇指尖所能触及最高的脊椎棘突，作为内旋活动度的衡量标志。

1. Apley 摸背试验（Apley Scratch Test）

嘱患者用手分别从同侧肩上方向后摸对侧肩胛骨上缘，或用手从同侧肩下方向后摸对侧肩胛骨下角，粗略估计肩外旋和内旋活动度是否正常（见图 2-37）。

2. 搭肩试验（Dugas 征）

搭肩试验又称"肩内收试验""杜加斯试验"，是肩关节脱位的主要检查方法之一。病人屈曲患侧肘关节，手掌搭于对侧肩部，若该肘关节内侧不能贴于胸壁则为阳性。病人屈曲患侧肘关节，并使其同侧紧贴于胸壁上，若患侧手掌触不到对侧肩部则为阳性（见图 2-38）。本征阳性可诊断患者为肩关节脱位。

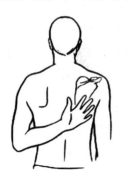 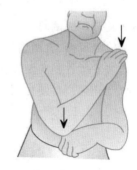

图 2-37　Apley 摸背试验　　　　图 2-38　搭肩试验

3. 方肩

病人脱去上衣，两上肢自然下垂。检查者从其正面或后面观察肩的外部形态，见其肩部失去正常圆形膨隆的外观，而如削平成直角，为方肩（见图 2-39）。本征可见于肩关节脱位及肩肌萎缩。

4. 肩关节外展试验

病人脱去上衣，取站立位，一侧上肢做缓慢外展至上举活动，若在某一角度出现疼痛或疼痛加重，为试验阳性（见图 2-40）。

阳性表示肩关节及其周围组织有病变，多见于肩关节脱位或骨折、肩关节炎、冈上肌损伤或冈上肌肌腱炎以及锁骨骨折。

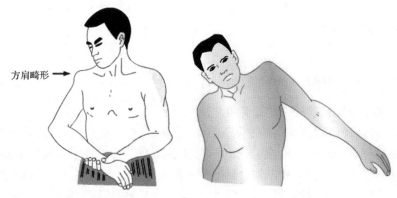

方肩畸形 →

图 2-39　方肩　　　　　　　　图 2-40　肩关节外展试验

5. 肱二头肌长头紧张试验(雅加森征)

嘱患者屈曲肘关节,并同时使前臂外旋,若肱骨结节间沟处疼痛,则为阳性(见图 2-41)。

本征阳性是肱二头肌长头肌腱腱鞘炎的特异征象。

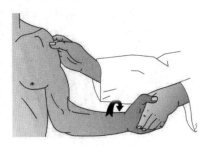

图 2-41　肱二头肌长头紧张试验

6. 肩关节反弓试验

患侧上肢外上举,再后伸呈反弓状,若肩部出现疼痛则为阳性(见图 2-42),提示为肩袖损伤或肱二头肌长头肌腱腱鞘炎。

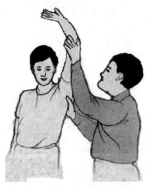

图 2-42　肩关节反弓试验

三、下肢的检查

(一)下肢活动的手法检查

1. 膝关节抽屉试验(又称"德劳韦尔试验")

病人仰卧,患膝屈曲 90°,检查者双手握住膝下方,向前拉向后推,若出现小腿异常的前后移动,即为阳性。病人仰卧,患膝屈曲 90°,脚平放于检查床上,检查者一手握住其患侧踝部固定脚不使移动,另一手放在小腿上端,先从后侧向前拉,然后再从小腿前上方向后推,如小腿能向前拉动和向后推移,则为阳性(见图 2-43)。

十字韧带也称交叉韧带,本试验阳性可诊断前后十字韧带断裂或松弛。向前拉或向后推小腿时,若出现异常的向前移动,表示前十字韧带断裂或松弛;若出现异常的向后移位,表示后十字韧带断裂或松弛;若前后均有异常移位则表示前后十字韧带均有断裂或松弛。

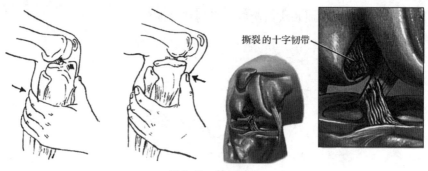

图 2-43　抽屉试验

2. Lachman 试验

患者仰卧,屈膝 15°。检查者一手固定患者大腿下端,另一只手握住小腿上端,向前方拉动(见图 2-44)。移位>5 毫米的为异常。当然也要提防后交叉韧带损伤导致的假阳性。

伸膝时前交叉韧带后外束紧张,前内束松弛。Lachman 试验阳性说明"后外束"损伤。

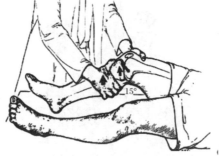

图 2-44　Lachman 试验

3. 轴移试验

交叉韧带损伤后会在特殊的体位下,产生膝关节不稳而错动的感觉。就如同自行车车轮的轴松了后,行驶过程中,会看到车轮摆动的现象。轴移试验就是利用手法检查,再现关节不稳错动的感觉。

轴移试验的方法很多,比较经典的是 Mcintosch 试验:患者仰卧位,屈髋45°,伸膝,下肢外展。一手握住足部使小腿内旋,另一手置于膝关节外侧施以外翻应力,然后逐渐屈膝,出现错动感时即阳性。轴移试验阳性提示前交叉韧带"后外束"损伤。

检查前交叉韧带损伤的方法很多,Lachman 试验的阳性率最高,轴移试验因患肢肌肉紧张很难引出,但是如果出现阳性,则确诊率最高。

4. 单足半蹲试验

嘱患者单足支撑,逐渐下蹲,若出现膝部疼痛、"软膝"感觉,则为阳性(见图2-45)。本试验阳性表示髌骨周围腱止装置损伤或有髌骨软骨病。

5. 膝关节分离试验

膝关节分离试验又称"侧副韧带紧张试验"。病人仰卧,膝关节伸直,检查者一手按住膝关节外侧向内推,另一手握住其患肢踝上部用力外展小腿,若发生剧痛或外展度增大,则为阳性(见图 2-46)。

本试验阳性是膝关节内侧副韧带断裂或松弛的可靠征象。

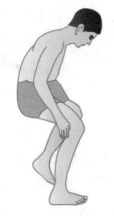
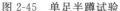

图 2-45　单足半蹲试验

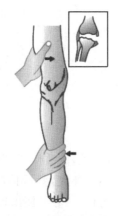

图 2-46　膝关节分离试验

6. 膝关节研磨试验(又称"膝关节旋转提拉试验""旋转挤压试验")

病人俯卧,健侧膝关节屈曲90°。检查者使其患肢内收稍背伸,并将膝部放于病人大腿后侧,两手持握足部,向上提拉,并向外、内侧旋转,如发生疼痛则为阳性,提示侧副韧带损伤。

在前述的基础上,检查者双手握住患肢足部,使患膝屈曲90°,小腿呈足心向上直立位,再向下挤压膝关节,并向外及向内旋转,同时将膝关节屈曲到最大限度,然后伸直下肢,如发生疼痛为阳性,提示半月板损伤(见图2-47)。

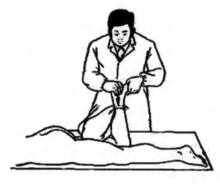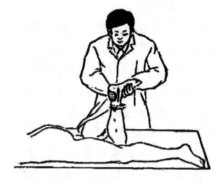

图 2-47　膝关节研磨试验(按压旋转、提拉旋转)

7.麦克默勒征(McMurray sign,麦氏实验,又称"半月板弹响试验""盘旋挤压试验")

病人取仰卧位,检查者一手固定患侧膝部,另一手握住患肢踝部,使其膝关节尽力屈曲,然后再使小腿内收外旋,同时伸膝关节,如出现响声和疼痛,则本征为阳性。反之,小腿外展内旋同时伸膝关节,如出现疼痛和响声,亦为阳性(见图 2-48)。在出现响声的同时,检查者固定膝部的手,可扪及弹跳感。

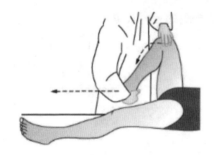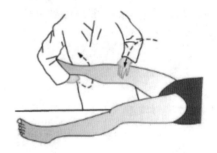

图 2-48　麦氏实验

嘱病人俯卧,健肢伸直,患侧膝关节屈曲使足跟抵于臀部。检查者握住其患侧小腿使之内收、外旋,然后伸膝,如内侧疼痛或出现响声则为阳性。反之,小腿外展、内旋后再伸膝,若外侧出现疼痛和响声,亦为阳性。

本征阳性提示半月板损伤,且可确定损伤部位。

8.踝关节强迫试验

(1)踝关节强迫内翻试验。检查者一手握住患肢小腿下部并固定,另一手握患足外侧将踝关节内翻。若外侧疼痛,踝关节无异常活动,提示踝关节外侧韧带扭伤;若两侧对比,距上关节外侧"开口"增大,出现异常的内翻活动,提示距腓前韧带或跟腓韧带同时断裂。

(2)踝关节强迫外翻试验。检查者一手握住患肢小腿下部并固定,另一手握住患足内侧将踝关节外翻。若出现踝关节内侧疼痛,无关节不稳,则提示内侧三角韧带扭伤;若伴有关节不稳,出现异常外翻活动,则提示三角韧带断裂(见图 2-49)。

9. 踝关节抽屉试验

检查者一手握患肢小腿下部,另一手握足跟,使距骨向前或向后错动。两踝对比,若患侧活动范围较大则为阳性(见图2-50)。

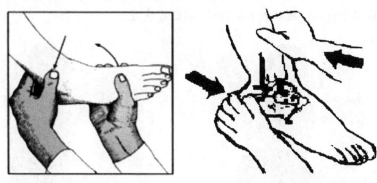

图 2-49　踝关节强迫试验　　　　图 2-50　踝关节抽屉试验

踝关节扭伤时,多出现踝关节前抽屉试验阳性。距骨过度的运动,提示踝关节韧带完全断裂。

(二)髋关节活动的手法检查

1. 托马斯征(Thomas)

患者仰卧,病侧下肢放平时腰前凸增加;将健侧髋与膝尽量屈曲,使腰部平贴在检查台上,患肢能伸直平放于床面者为阳性(检查髋关节屈曲畸形,见图2-51)。记录患肢髋关节屈曲于检查台所形成的角度。

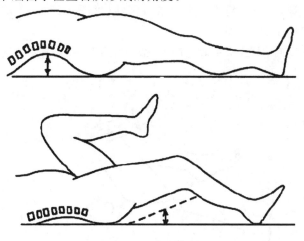

图 2-51　托马斯征

2. "4"字试验(Feber 征)

病人仰卧位,健侧下肢伸直,患侧髋、膝关节屈曲外展外旋,足置于健侧大腿上,双下肢呈"4"字。检查者一手压在健侧髂前上棘上以固定骨盆,另一手在屈曲的膝部下压,使其放平,若此时臀部发生疼痛,则为试验阳性(见图 2-52)。操作过程中,如膝部不能放平,则表示髋关节有疾病。应先排除髋关节病变后再行此试验,且应进行双侧对比检查。

本试验阳性表示有骶髂关节的炎症、损伤等病变。

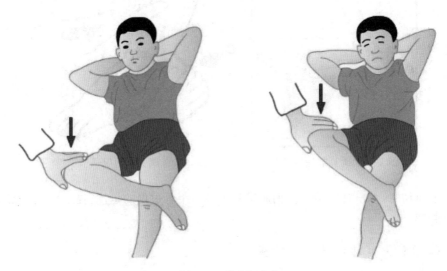

图 2-52 "4"字试验

3. 床边试验(Gaenslen 征)

患者仰卧,健肢屈膝屈髋抱于胸前,患侧靠床边,臀部稍突出,以使大腿垂于床边。检查者一手按住健膝以固定骨盆,另一手按压患侧大腿使髋过伸。若伸髋时出现骶髂关节疼痛,并向大腿放射则为试验阳性(见图 2-53)。本试验阳性可见于骶髂关节的炎症病变、损伤等。

腰骶关节病变时,本试验一般为阴性,故可用于鉴别腰骶关节病变与骶髂关节病变。

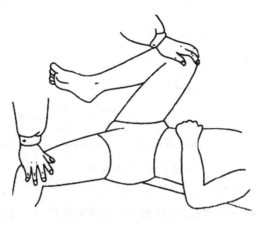

图 2-53 床边试验

4.骨盆挤压分离试验

患者仰卧,检查时将两手按压在患者骨盆髂前上棘处,向内挤压或向外分离,如引起骨盆部或骶髂关节部疼痛则为阳性(检查骨盆骨折与骶髂关节疾患,严重新鲜骨盆骨折伤员,忌用力,试验见图 2-54)。

本试验阳性常见于骶髂关节病变以及骨盆骨折等。

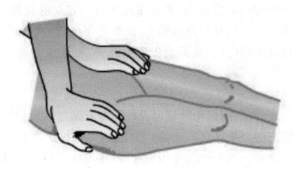

图 2-54 骨盆挤压分离试验

5.骨盆挤压试验

病人仰卧,两下肢伸直,检查者以双手分别置于两侧髂嵴外侧,从两侧向中线方向挤压其两髂嵴处,若骶髂关节处疼痛则为阳性。病人俯卧,两下肢伸直,检查者以手掌按压其骶骨处,若骶髂关节处疼痛则为阳性。病人侧卧,检查者以手按压其上侧之髂嵴处,若骶髂关节处发生疼痛则为阳性(见图 2-55)。

本试验阳性常见于骶髂关节病变和骨盆骨折等。

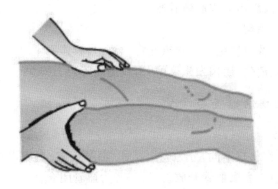

图 2-55 骨盆挤压试验

四、血管损伤的检查

检查四肢血液循环情况是运动损伤临床检查的重要内容。在开放性损伤中,很容易判断血管有无损伤。但在闭合性损伤中,诊断血管是否损伤及损伤的程度不易。

（一）判断血管损伤的主要依据

1.皮肤颜色及温度的改变

当肢体血液循环发生障碍时,患肢皮肤颜色会发生变化。血管损伤后,供血区血流减慢,血液中的还原血红蛋白增多,氧合血红蛋白减少,皮肤呈现绀色。若静脉损伤,静脉血回流受阻,血液淤滞,皮肤绀色加深。若动脉受损,不能供血,该动脉供血区的皮肤乳头下静脉丛的血液排空,皮肤呈苍白色。

肢体血液循环发生障碍时,局部血流速度减慢、血液灌流量不足,皮肤温度会立即下降。

2.疼痛

动脉突然损伤或受阻,引起动脉壁以及肢体血液循环障碍,使肢体远端缺血缺氧可引起疼痛。肌肉的血液循环较丰富,急性缺血后,很快失去舒缩功能及弹性,被动牵拉时会产生剧痛。血管组织受伤后肿胀,压迫痛觉神经而引起疼痛。

3.肿胀

血管损伤后出血除流向体表或体腔外,还可以流向组织间隙并很快形成血肿。如果出血流向纵隔,表现为纵隔的增宽、呼吸困难、胸痛等;如果流向后腹膜,可出现腹痛、腹胀等。血肿与血管裂孔相沟通形成交通性血肿,该血肿具有膨胀性和搏动性。这是诊断钝性血管外伤的局部重要体征。

出现肿胀的原因有:由软组织的广泛损伤直接引起;血管损伤后形成血肿使肢体肿胀;静脉断裂、血栓形成、外力压迫等原因使静脉回流受阻;组织缺血导致细胞渗透压改变,组织液渗出造成肢体肿胀。

4.感觉及运动障碍

周围神经末梢及肌肉组织对缺氧非常敏感,当肢体发生急性严重缺血时,皮肤感觉会很快减退或消失,肌肉发生麻痹,造成运动障碍。

（二）血管损伤的检查与诊断

1.人工检查

（1）按血管损伤状态不同,分为完全离断、部分破裂、血管壁挫伤、血管内膜撕裂及动脉痉挛。前二者属血管开放伤,后三者为血管闭合伤。

（2）检查有无出血、张力性血肿及急性动脉供血不足(苍白、皮温低、麻木、运动障碍、剧痛及远端动脉搏动消失)等血管开放伤症状或供血不足、中断及肢体远端血液回流障碍等闭合性血管伤症状。

（3）要查清有无休克、骨折、脱位和神经合并伤。

2.医学诊断

（1）血管多普勒检查(超声波检查)

可以检测血管内的血流方向、速度、血管口径变化,是否连续,有无破裂、狭窄及血栓形成。假性动脉瘤时,声像图在动脉外伤处可见到无回声的肿块,边界清晰,无明确囊回声。

（2）血管造影

血管造影可以显示动脉破裂情况,部分断裂时可见造影剂流向血管腔外;而动脉完全断裂时,近心端动脉可能形成血栓显示血流中断,或造影剂流向血管外而远端动脉不显影。动脉瘤内有血栓及血块存在,造影可显示不规则影像。

五、神经损伤的检查

（一）运动功能的检查

1. 畸形

神经受损后,受伤部位远端神经所支配的肌肉即发生瘫痪,常能产生某种典型的畸形。

常见畸形有:正中神经损伤表现为猿形手;桡神经损伤,表现为垂腕、垂指畸形;尺神经损伤表现为爪指畸形（见图 2-56）;腓总神经受伤,表现为垂足;胫神经损伤,表现为仰趾足及爪形足。

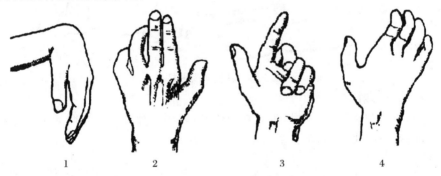

1　　　　2　　　　3　　　　4

（1）垂腕（桡神经）　（2）"爪形手"（尺神经）
（3）正中神经损伤时的手形　（4）"猿手"（正中神经与尺神经合并损伤）
图 2-56　桡、尺、正中神经损伤时的手形

2. 腱反射

（1）肱二头肌反射

反射中心位于第 5～6 颈段,由肌皮神经传导,以颈 5 神经受压时异常反射最为敏感,叩击肱二头肌肌腱,前臂有屈曲动作（见图 2-57）。

（2）肱三头肌反射

反射中心位于第 6～7 颈段,通过桡神经传导,以颈 7 神经受压时异常反射最明显,叩击尺骨鹰嘴上方的肱三头肌肌腱,前臂有稍外展动作（见图 2-58）。

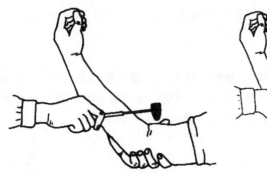
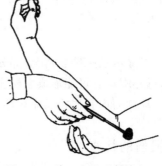

图 2-57 肱二头肌反射检查   图 2-58 肱三头肌反射检查

（3）肱桡肌反射

反射中心位于第 5～8 颈段，下颅髓诸节均有神经纤维参与，通过桡神经传导，以颈 6 神经受压时异常反射最明显。叩击桡骨茎突，前臂有屈曲和旋后动作（见图 2-59）。

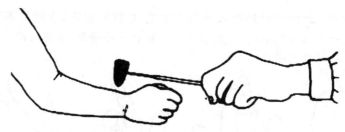

图 2-59 肱桡肌反射检查

（4）膝腱反射

反射中心位于腰 2～4 段，由股神经传导，以腰 4 神经根受压时异常反射较明显。叩击髌下韧带，小腿不自主上翘（见图 2-60）。

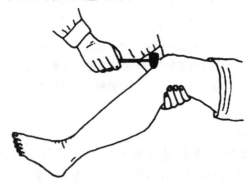

图 2-60 膝腱反射检查

（5）跟腱反射

反射中心位于骶 1～2 段，由胫神经传导，以骶 1 神经根受压时异常反射较明显。叩击跟腱，足向跖侧屈曲（见图 2-61）。

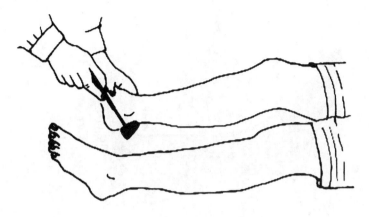

图 2-61　跟腱反射检查

（二）感觉功能的检查

周围神经损伤时，可引起该神经支配区域的感觉障碍或缺陷。感觉功能的检查包括浅感觉、深感觉和复合感觉的检查。

1. 浅感觉检查

浅感觉检查是指对皮肤及黏膜的浅痛觉、温度觉及触觉有否异常的检查。

（1）浅痛觉

通常用大头针的针尖以均匀的力量轻刺病人皮肤，让病人立即陈述具体的感受（见图 2-62）。为了避免主观或暗示作用，病人应闭目接受测试。测试时注意两侧对称部位的比较，检查后记录感觉障碍的类型（正常、过敏、减退、消失）和范围。

如为局部疼痛，则为炎性病变影响到该部末梢神经；如为烧灼性疼痛，则常见于交感神经不完全损伤。

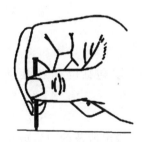

(a)用针尖刺皮肤

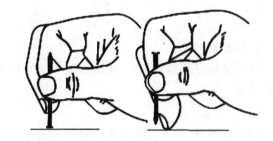

(b)用针帽刺皮肤或将针尖提起用中指接触皮肤

图 2-62　浅痛觉检查

（2）温度觉

通常用盛有热水（40～50℃）及冷水（5～10℃）的试管测试，让病人回答自己的感受（冷或热）。正常人能明确辨别冷热的感觉（见图 2-63）。温度觉障碍见于脊髓丘脑侧束损伤。

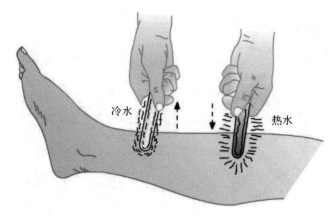

图 2-63　温度觉检查

（3）触觉

用棉签轻触病人的皮肤或黏膜,让病人回答有无一种轻痒的感觉(见图 2-64)。正常人对轻触感很灵敏。触觉障碍见于后索病损。

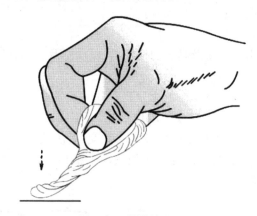

图 2-64　触觉检查

2. 深感觉检查

深感觉检查是测试肌肉、肌腱和关节等深部组织的感觉,包括位置觉、运动觉和震动觉。

（1）位置觉

嘱病人闭目,检查者将其肢体摆放成某种姿势,让病人说出所放的位置或用对侧相应肢体模仿。

（2）运动觉

检查者轻捏患者的手指或足趾两侧,上下移动 5°左右,让病人说出肢体被动运动的方向(向上或向下)。幅度由小到大,以了解其减退的程度(见图 2-65)。

（3）振动觉

将振动着的音叉(128 Hz)置放在病人肢体的骨隆起处如内外踝、腕关节、髋

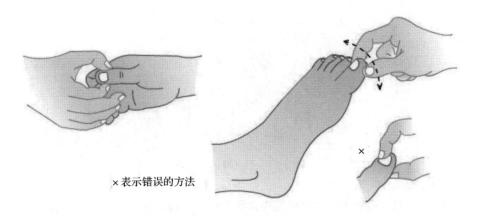

×表示错误的方法

图 2-65　运动觉检查法

骨、锁骨、桡骨等处的皮肤上，让病人回答有无振动的感觉，检查时要上、下对比、左、右对比（见图 2-66）。正常人有共鸣性振动感。振动觉障碍见于脊髓后索损害。正常老年人下肢的振动觉减退或消失也是常见的生理现象。

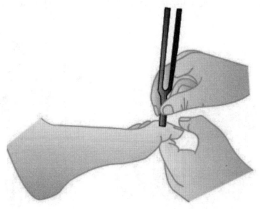

图 2-66　振动觉检查

3. 复合感觉检查

复合感觉包括皮肤定位感觉、两点辨别感觉、图形觉及实体觉。这些感觉是大脑综合、分析、判断的结果，故也称皮质感觉。

（1）皮肤定位觉

皮肤定位觉检查是测定触觉定位能力的检查，医师用手指轻触皮肤某处，让病人用手指出被触位置。皮肤定位觉障碍见于皮质病变。

（2）两点辨别感觉

病人闭目，用分开的双脚规刺激两点皮肤，如病人有两点感觉，则再将两脚规距离缩短，直到病人感觉为一点为止（见图 2-67）。身体各部对两点辨别感觉灵敏度不同，以舌尖、鼻端、手指最明显，四肢近端和躯干最差。触觉正常而两点辨别觉障碍，见于顶叶病变。

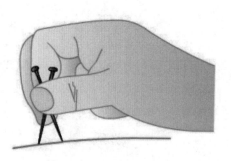

图 2-67　两点辨别觉检查

（3）图形觉

嘱病人闭目，检查者用竹签或笔杆在病人皮肤上画一几何图形（圆形、方形、三角形等）或数字，看病人能否辨别。如有障碍，提示为丘脑水平以上的病变（见图2-68）。

（4）实体觉

实体觉检查是测试手对实体物的大小、形状、性质的识别能力。检查时嘱病人闭目，将物体如铅笔、橡皮、钥匙等置于病人手中，让其触摸后说出物体的名称。检查时应先测患侧。实体觉缺失时，病人不能辨别出是何物体，可见于皮质病变（见图2-69）。

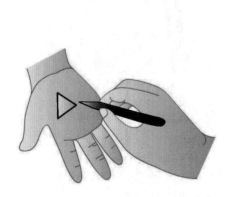

图 2-68　图形觉检查

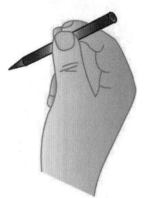

图 2-69　实体觉检查

（三）常见的周围神经损伤

1.尺神经损伤

（1）损伤原因

在腕部，尺神经易受到切割伤。在手指及掌部，尺神经浅支亦易受割裂伤。尺神经深支为运动支，有时受刺伤或贯穿伤。在肘部，尺神经可受直接外伤或骨折脱臼合并伤。颈肋或前斜角肌综合征，以尺神经受损为最多。

（2）临床表现及诊断

①运动

肘上损伤，尺侧腕屈肌和指深屈肌尺侧半瘫痪、萎缩，不能向尺侧屈腕及屈环小指远侧指关节。手指平放时,小指不能爬桌面。手内肌广泛瘫痪,小鱼际,骨间肌及第3、4蚓状肌,拇内收肌及拇短屈肌内侧头均瘫痪。小鱼际及掌骨间有明显凹陷。环指、小指有爪状畸形。肘上损伤,爪状畸形较轻;如在指深屈肌神经供给远侧损伤,因指深屈肌失去手内肌的对抗作用,爪状畸形明显,即环小指掌指关节过伸、指间关节屈曲(见图2-70a)。不能在屈曲掌指关节的同时伸直指间关节。由于桡侧二蚓状肌的对抗作用,食中指无爪状畸形或仅有轻微畸形。各手指不能内收外展。

夹纸试验阳性。将一纸片放入病人环指与中指之间,让病人用力夹紧,如能轻易地抽出纸片,即为阳性(见图2-70b)。拇指和食指不能对掌成完好的"O"形,此两指对捏试验显示无力是由于拇内收肌瘫痪,不能稳定拇指掌指关节所致。小指与拇指对捏障碍。因手内肌瘫痪,手的握力减少约50%,并失去手的灵活性。

②感觉

手的尺侧、小指全部、环指尺侧感觉均消失,如图2-70(c)所示。

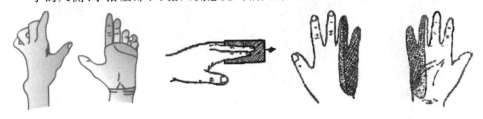

(a)爪状手畸形　　　　(b)夹纸试验　　　　(c)感觉消退或消失区

图2-70　尺神经的检查及瘫痪表现

2. 正中神经损伤

(1)损伤原因

意外损伤如玻璃割伤、刀伤及运动器材伤较常见,尤以正中神经的分支手部指神经伤为多见。肱骨下端骨折和前臂骨折,均可合并正中神经伤。缺血性挛缩亦常合并正中神经伤。

(2)腕部正中神经损伤

①运动

三个鱼际肌即拇对掌肌、拇短展肌及拇短屈肌浅头瘫痪,因此拇指不能对掌,不能向前与手掌平面形成90°,不能用指肚接触其他指尖,大鱼际萎缩、拇指内收形成猿手畸形,拇短屈肌有时为异常的尺神经供给(见图2-71)。

②感觉

手部感觉丧失以正中神经伤影响为最大。伤后拇、食、中、环指桡侧半掌面及相应指远节背面失去感觉,严重影响手的功能,持物易掉落,无实物感,并易受外伤及烫伤(见图2-72)。

③营养改变

手指皮肤、指甲有显著营养改变,指骨萎缩,指端变小变尖。

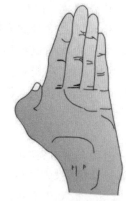 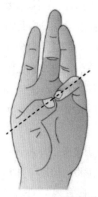 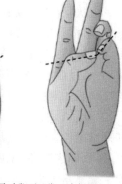

(a) 猿形手畸形　　　　　　　　(b) 拇指外展对掌不正常（右侧图）

图 2-71　腕部正中神经的检查及瘫痪表现

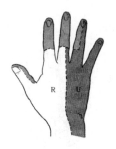 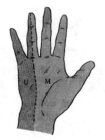 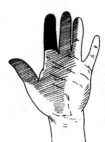 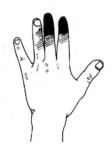

图 2-72　正中神经感觉支配区（右图深色区：感觉减退或消失区）

（3）肘部正中神经损伤

①运动

除上述外，尚有旋前圆肌、桡侧腕屈肌、旋前方肌、掌长肌、指浅屈肌、指深屈肌桡侧半及拇长屈肌瘫痪，故拇指、食指不能屈曲，握拳时此二指仍伸直，有的中指能屈一部分，食指及中指掌指关节能部分屈曲，但指间关节仍伸直（见图 2-73）。

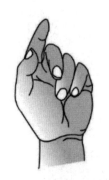 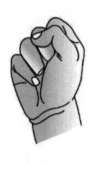 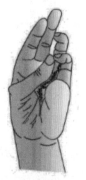 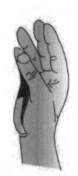

肘部正中神经损伤后拇指不能对掌，拇、食、中指不能屈曲（左手正中神经瘫痪）

图 2-73　肘部正中神经的检查及瘫痪表现

②感觉与营养改变同前。正中神经损伤后合并灼性神经痛较常见。

3.桡神经损伤

（1）损伤原因

桡神经在肱骨中下 1/3 贴近骨质处,此处肱骨骨折时,桡神经易受损伤。骨痂生长过多或桡骨头脱臼也可压迫桡神经,手术不慎也可损伤此神经。

（2）临床表现及诊断

①运动

上臂桡神经损伤时,各伸肌属广泛瘫痪,肱三头肌,肱桡肌,桡侧腕长、短伸肌,旋后肌,伸指总肌,尺侧腕伸肌及食指、小指固有伸肌均瘫痪,出现腕下垂（垂腕）,拇指及其他各手指下垂（见图 2-74b）,不能伸掌指关节,前臂有旋前畸形,不能旋后,拇指内收畸形。

检查肱三头肌及伸腕肌时,均应在反地心引力方向进行。拇指失去外展作用,不能稳定掌指关节,拇指功能出现严重障碍。因尺侧腕伸肌与桡侧腕长、短伸肌瘫痪,腕部向两侧活动困难。前臂背侧肌肉萎缩明显。在前臂背侧桡神经损伤多为骨间背神经损伤,感觉及肱三头肌、肘后肌不受影响,桡侧腕长伸肌良好。其他伸肌均瘫痪（见图 2-74a）。

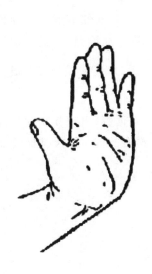
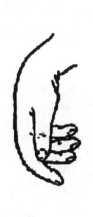
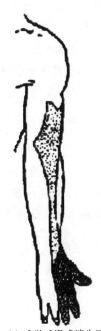

(a)腕背屈、伸指（拇）正常　　(b)桡神经损伤后发生腕下垂　　(c)感觉减退或消失区

图 2-74　桡神经的检查及瘫痪表现

②感觉

桡神经损伤后,手背桡侧半、桡侧两个半指、上臂及前臂后部感觉障碍（见图 2-74c 和图 2-75）。

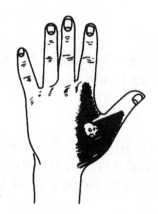

图 2-75　桡神经感觉支配区（感觉减退或消失区）

4. 指神经损伤

（1）损伤原因

在手指或手掌部位，指神经损伤很常见。大多为锐器伤（如金属、玻璃割伤）及挫伤等所致。指神经损伤后，手的感觉功能下降或丧失，如拿东西易掉，不能做精细工作，易发生烫伤、冻伤和外伤。

（2）临床表现及诊断

根据外伤史及感觉丧失部位，可判断指神经损伤，有时局部可摸到假性神经瘤，有压痛及过电感，Tinel 征阳性。手掌部桡侧有 5 条感觉神经，为正中神经分支，供给桡侧 $3\frac{1}{2}$ 指。尺侧 2 条感觉神经供给尺侧 $1\frac{1}{2}$ 指，系尺神经分支。损伤后相应部位感觉障碍。

Tinel 征：是指叩击神经损伤或神经损害的部位或其远侧，出现其支配皮区的放电样麻痛感或蚁走感，代表神经再生的水平或神经损害的部位。尺神经管症候群时的 Tinel 征多为阳性（见图 2-76）。

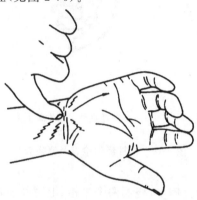

图 2-76　Tinel 征

5.坐骨神经损伤

坐骨神经是人体最粗大的神经,起始于腰骶部的脊髓(为腰髓4、5和骶髓1、2、3神经根组成),途经骨盆,并从坐骨大孔穿出,抵达臀部,然后沿大腿后面下行到足。坐骨神经实际是由腓总神经和胫神经组成。

坐骨神经损伤后表现出在坐骨神经通路及其分布的疼痛,即在臀部大腿后侧、小腿后外侧和足外侧的疼痛。疼痛反复发作,日久会出现患侧下肢肌肉萎缩或出现跛行(见图2-77)。

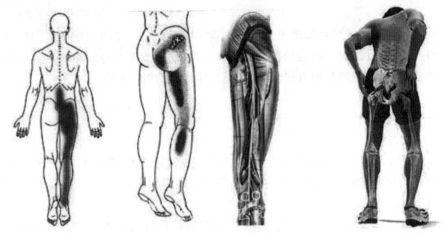

图2-77　坐骨神经损伤后疼痛分布区域

(1)损伤原因

多由腰椎间盘突出,在用力、弯腰或负重剧烈活动等诱因下,急性或亚急性起病。有时髋关节脱臼和骨盆骨折亦可合并坐骨神经损伤。

(2)临床表现及诊断

①运动:完全断裂时膝以下肌肉全瘫,但腘绳肌一般影响不大,如为部分损伤表现为腓总神经或胫神经的部分瘫痪(见图2-78a)。

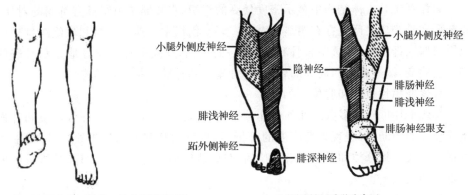

(a)腓总神经损伤踝关节、足趾背屈及下垂　　　(b)下肢神经感觉分布区

图2-78　坐骨神经检查及其瘫痪表现

②感觉:膝以下除小腿内侧隐神经供给区外均消失(见图 2-78b)。

③营养:有严重营养改变,足底常有溃疡。灼性神经痛发生于坐骨神经伤或胫神经伤的较多。

第四节　运动损伤常用的现代诊断技术

现代运动损伤评估和诊断主要借助生理学、生物化学、生物力学和解剖学等领域的研究测量手段,对了解运动损伤的机理、对运动损伤进行诊断和评定具有十分重要的意义,可以帮助我们对损伤进行定位、定级、定性的诊断。

一、X 线平片

X 线平片是运动损伤诊断中常用的技术,设备简单、价格便宜,对骨关节系统疾病具有相对可靠的诊断准确性,在骨关节系统的影像诊断中,X 线平片是最基础的诊断手段。

在进行 X 线平片摄片检查时应注意:大多数部位(包括四肢长骨、关节和脊柱等)都至少采用正交的 2 个方向投照,通常为正位和侧位;摄片应包括骨骼周围的软组织,四肢长骨摄片要包括邻近的一个关节;对于两侧对称的部位,在诊断可疑时,可以摄照对侧以进行对照。

(一)X 线平片的用途

X 线平片用于检查运动系统损伤,主要是了解骨、关节及其周围软组织的情况(见图 2-79)。

骨骼系统是人体结构中显示密度最高的组织,它和周围组织具有鲜明的对比,骨疏质和骨松质之间也存在明显的对比。运动创伤主要涉及骨骼和软组织(肌肉、肌腱、韧带、纤维软骨、透明软骨和滑膜等)的损伤,X 线平片能较好地显示骨骼的创伤性病变,区分骨骼与周围的软组织、骨疏质和骨松质等骨内结构。

1.诊断急性骨折和脱位

X 线平片可诊断多数急性外伤性骨折,其主要表现为骨折线,即骨皮质和骨松质连续性的中断(可表现为低密度的骨折线,也可为高密度的骨折线)。X 线平片可提供有关骨折分类和骨折断端移位的信息,能监测骨折的愈合过程、骨折后各种并发症的发生。

X 线平片能诊断绝大多数关节脱位,关节损伤后表现为组成关节的各骨失去正常的解剖对合关系。

2. 诊断应力骨折

应力骨折多为长期重复性外伤诱发的骨折,好发部位为跖骨颈部(尤其是第二跖骨)、跟骨、胫腓骨近端、腰椎峡部、肋骨、骨盆等。应力骨折发生在正常骨骼,称为疲劳性骨折,多见于青少年运动员;若发生在非正常骨骼(如骨质疏松),称为应力不全性骨折。

依据症状出现与 X 线检查的时间间隔,应力骨折在 X 线上具有不同的表现。首次 X 线平片多不能显示任何异常,1~2 周后的复查 X 线平片多可显示骨骼的异常,但有些患者需要数月才能出现异常的 X 线表现。应力骨折的常规 X 线表现多样,可表现为明显的骨折线,也可以不出现骨折线而表现为不同程度的骨折修复,包括骨膜增生、骨痂形成和局部骨质硬化增粗等。偶尔应力骨折的修复改变极为显著,其影像表现类似于骨感染或骨肿瘤,此时运动专项与病变好发部位为重要的鉴别诊断依据。

3. 诊断创伤性骨关节病

与原发性骨关节病相比,创伤性骨关节病从病理和影像表现上均没有特别的差别,但更容易发生在肩关节、肘关节和踝关节。创伤性骨关节病的 X 线表现主要为关节间隙的狭窄、关节边缘的骨赘形成、软骨下骨性关节面的硬化和囊变、关节内的游离体产生、关节的半脱位和关节变形。关节软骨本身的变薄和缺失在常规 X 线上不能直接显示。

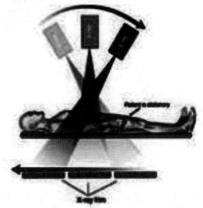

图 2-79　X 线平片

(二)X 线平片不足之处

(1)由于解剖结构的严重重叠,常规 X 线可能遗漏某些复杂区域(如骨盆、脊柱、颅面骨、中后足)的骨折和脱位。

(2)常规 X 线可能遗漏某些无解剖移位的骨折,如肱骨大结节的无移位骨折。对应力骨折的诊断存在一定限度。

(3)X 线平片不能诊断单纯软骨骨折、软组织创伤,可能遗漏某些儿童骨骺骨折。

常规 X 线平片不能区分各种不同的软组织结构,当软组织损伤出现出血、水肿时仅显示软组织肿胀影、层次不清,多表现为非特异性的软组织肿胀。在严重关节外伤或脊柱外伤时,为了避免进一步加重损伤或诱发危险,应该慎用或禁用应力位摄片技术。

(4)较小的病灶或复杂骨骼的病灶由于重叠结构的掩盖,X 线平片可能难于显示或显示不清,仍须进一步做 CT、MRI 或造影检查,才能做出更正确的诊断。

二、CT 扫描(计算机体层扫描)

CT 扫描是利用 X 线和计算机技术完成机体内部构造成像的一种检查。不同密度的组织吸收 X 线不同,通过计算机记录这些密度不同的值并描绘成像,即构成 CT 图像(见图 2-80)。

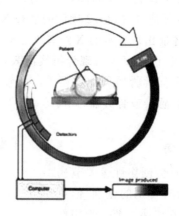

图 2-80　CT 扫描

(一)CT 扫描的用途

CT 扫描方法简便、安全,无痛苦、无创伤、无危险。根据病情,进行不同部位 CT 扫描以帮助诊断疾病。CT 扫描能够从躯干横断面显示全身各部位局部解剖结构和病理改变,包括重要脏器(如脑、肺、肝、肾、脾、胰腺等)、血管、骨组织等。

高分辨率 CT 适于骨关节结构复杂、重叠部位的检查,能发现 X 线平片难以显示的细微骨折,显示血肿、脓肿和肉芽肿的大小、形态和侵犯范围。在某些情况下,CT 能区别软组织病变的病理特性如实性、囊性、血管性、炎性、钙化、骨化等。

(1)头部:脑内出血、脑梗塞,动脉瘤、血管畸形,各种外伤、骨折等。

(2)胸部:呼吸系统疾病,肋骨及胸骨骨折等;动脉硬化、主动脉瘤及夹层等。

(3)腹、盆腔:器官内出血,胆结石、泌尿系统结石,膀胱、前列腺病变等。

(4)脊柱、四肢:骨折、外伤、骨质增生和疲劳性骨折,椎间盘病变、椎管变形或狭窄等。

(二)CT 检查方法

1.平扫

平扫是不用造影增强或造影的普通扫描。一般都是先做 CT 平扫检查。

2.造影增强扫描

造影增强扫描是经静脉注入水溶性有机碘剂,再行扫描的方法。血内碘浓度增高后,器官与病变组织内碘的浓度可产生差别,形成密度差,使病变显影更为清楚。

(三)CT 不足之处

CT 主要的危害来自于射线源,高能射线源能对人体组织造成不可逆转的破坏,医用 X 射线 CT 多次累积使用,会对患者被照组织产生一定的影响。

三、磁共振成像(MRI)

磁共振成像(MRI)是利用收集磁共振现象所产生的信号而重建图像的成像技术。

(一)磁共振成像的用途

MRI 有高于 CT 数倍的软组织分辨能力,能清楚、全面地显示软组织的细小结构,是诊断多种疾病的可靠方法。与 CT 相比,MRI 具有无放射线损害、无骨性伪影等优点,可直接获得人体损伤部位的三维定位,不需使用造影剂即可显示血管结构,能清晰地显示肌肉、肌腱、韧带、关节软骨、半月板、腱鞘、滑膜等软组织结构,适用于全身各种损伤(如炎症、创伤、退行性病变等)的检查(见图 2-81)。诊断关节内部结构损伤,MRI 是最好的方法。

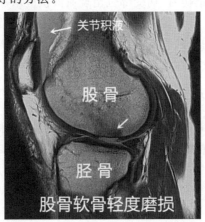

图 2-81　膝关节磁共振成像(股骨髁关节面出现了软骨磨损)

(二)使用注意事项

(1)在 MRI 检查时,病人要免带金属材料的磁性物品,如手表、金属假牙、金属饰品(如项链)、金属纽扣或拉链等,以免影响磁场的均匀性,造成图像伪影,不利病灶显示。

(2)装有心脏起搏器者,严禁做 MRI 检查。体内有金属内固定器、人工关节等患者,要慎重。必须检查时,应严密观察,以防检查中金属在高磁场中移动而损伤邻近大血管、神经等组织。

(3)对难以配合检查的儿童或神志不清者,须适当使用镇静剂。做上腹部(肝、胰、肾、肾上腺等)MRI 检查要空腹。

"X线平片、CT、磁共振成像"三者有机的结合,使当前影像学检查既扩大了检查范围,又提高了诊断水平。

四、同位素骨扫描

同位素骨扫描技术是利用某些核素可与骨结合的特性,采用核医学显像仪器探测体内被骨骼吸收的核素所发出的电磁射线,检测骨的形态、血供、代谢异常等的方法。

(一)同位素骨扫描的用途

同位素骨扫描检查时需要静脉注射同位素放射性物质。同位素经血流到达骨骼约需要 3 小时。同位素到达骨骼后,产生 γ 射线。存在病变的部位会出现 γ 射线浓聚,在图像上表现为亮点。

骨扫描具有高灵敏性,可对骨关节感染、其他手段早期难以发现或确诊的骨折进行诊断。当骨骼发生损伤时,病变部位出现血液供应增加或减少、成骨增强或减弱等改变,在放射性核素骨成像中显示病变处标记物沉积异常。如疲劳性骨折早期,由于细微骨折没有明显的骨折裂线,X 平片不能发现异常,而病变区因血供增加,骨扫描可出现局部放射性浓聚。

(二)使用注意事项

骨扫描检查使用的同位素是安全的,会很快随尿液排出体外。放射线剂量较低,但检查的放射线剂量对于儿童仍过高,只在必要时儿童才使用同位素骨扫描检查。

五、关节镜技术

关节镜技术是微创外科手术,主要用于关节伤病的诊断和治疗。

(一)关节镜诊断的用途

做关节镜检查时,医生在损伤关节周围切两到三个 4～6 毫米的切口,将关节镜从切口放入关节内,关节镜通过导线与监视器相连,关节内的情况能清楚地显示出来。

医生可动态地、立体地观察病变对关节的影响,对关节病情做出明确诊断;同时从另外切口放入手术器械,对关节病变进行处理,如切除肿胀的滑膜、去除影响关节活动的骨赘、缝合撕裂的半月板、重建关节内韧带、移植软骨等(见图 2-82)。

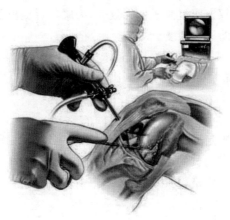

图 2-82　关节镜诊断(膝关节)

关节镜手术不用大范围暴露关节,创伤小、出血少,痛苦小、并发症少、恢复快,基本不影响关节周围肌肉结构,术后可进行早期功能锻炼,防止关节长期固定引起的废用和并发症。

关节镜检查适用范围广,既可做诊断,也可用来治疗。髋、膝、踝、肩、肘、腕等大关节,指、趾等小关节都可做关节镜手术,关节镜手术能治疗关节、韧带无菌性炎症等慢性损伤,也可治疗骨折、软骨破损、韧带撕裂等急性运动创伤。关节镜手术应用治疗最多的是膝关节和肩关节的各种损伤,如骨性关节炎、关节游离体、半月板损伤、肩周炎等。

（二）使用注意事项

（1）关节镜手术不是对所有骨性关节损伤患者都适用,通常当病史、体检与影像学检查不相符时,为了明确诊断、正确治疗,才采用关节镜检查。

（2）关节疼痛或滑膜炎患者,只有保守治疗 3 个月以上无效者,才考虑采用关节镜手术治疗。

六、等速肌力测量仪器

等速肌力测量时,预先在等速仪器上设定运动速度,运动中阻力与肌肉实际力量相匹配,是一种顺应性阻力,这使肌肉在整个活动范围内始终承受最大阻力,产生最大肌力。

（一）等速肌力测量的用途

等速肌力测量系统具有定速等优于非等速肌力测量系统的优点。力量训练或损伤后康复锻炼,可通过 Cybex 系统测试监督,经过分析、评价和诊断,向教练员和运动员提供有效的训练负荷,帮助运动员更好地掌握运动技术,确立最佳负荷和速度,指导运动员训练;评定康复阶段训练效果,为康复者提出下阶段锻炼的指标,广泛应用于运动损伤的防治和康复。

等速测量最大肌力时,常用每个动作(如膝关节伸屈)连续完成 4～5 次的测量次数。进行力量耐力测量时可选择 15～25 次。每组测量间隔时间一般 1～3 分钟。

(二)等速肌力测量不足之处

等速肌力测量的不足之处是无法测出大部分项目运动员的实际 $F—t$ 曲线,难以对大部分运动项目运动员的起动力量、爆发力量、快速力量的实际 $F—t$ 曲线进行定量分析。测量仪器价格昂贵。

七、肌电图(EMG)

肌电图是应用电子学仪器记录肌肉静止或收缩时的电活动,以及应用电刺激检查神经、肌肉兴奋及传导功能的方法(见图 2-83)。

(一)肌电图检查的用途

由于神经、肌肉病变性质及部位的差异,动作电位各不相同。利用肌电图检查,能够帮助区别病变是肌源性或是神经源性。对于神经根压迫的诊断,肌电图更有独特的价值。将临床检查、影像学检查和肌电图检查联合应用,能提高诊断之准确性。

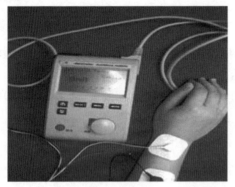 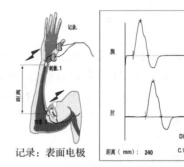

图 2-83　肌电图检查

(二)使用注意事项

肌电图检查的导电极有表面电极和针电极两种。表面电极可以导出深处全体肌肉活动的合成电位,但不能分辨单块肌肉的电位。针电极是将针电极插入需检查的肌肉,导出个别肌肉的动作电位,检查过程中有一定的痛苦及损伤。检查时要求肌肉完全放松或作不同程度的用力,所以受检者必须充分合作。

思考题：

1.运动损伤的一般检查包括哪些内容？

2.运动损伤的特殊检查包括哪些内容？

3.什么是关节活动度测量？

4.举例说明肘关节运动损伤的特殊手法检查。

5.举例说明膝关节运动损伤的特殊手法检查。

6.举例说明肩关节运动损伤的特殊手法检查。

7.简述判断血管损伤的主要依据。

8.举例说明神经损伤后的常用的运动功能检查方法。

9.举例说明神经损伤后的常用的感觉功能检查方法。

10.简述运动损伤后常用的现代诊断技术。

第三章　运动损伤的急救和治疗

本章内容提要

　　1.运动损伤的急救目的和任务。

　　2.运动损伤的急救方法(急救包扎法、出血急救、骨折急救、关节脱位急救、休克急救、心肺复苏术)。

　　3.软组织损伤的一般治疗方法(开放性软组织损伤和闭合性软组织损伤的治疗方法),RICE 处理原则。

　　4.运动损伤常用处理方法(冷热疗法、按摩疗法、拔罐疗法、中药疗法、针灸疗法)。

　　5.固定疗法(内固定、外固定)。

　　6.牵引疗法。

　　经常参加运动的人,各种各样的运动意外伤害都有可能发生。急性运动损伤的特点是发病急、病程短、病理变化和临床症状明显。

　　急救时必须救命在先,做好休克和止血的防治,力求迅速、准确、有效地处理。在运动现场及时发现运动损伤,并进行合适的、科学的急救处理,能有效保证运动员快速康复、延长运动生命。针对不同损伤,选择最优急救方法,力争达到最好治疗效果。

第一节　运动损伤的现场急救

一、运动损伤急救的目的

　　运动损伤的现场急救指在运动过程中由于各种原因发生意外伤害,对伤者实施及时、有效的急救措施。其目的是挽救生命,在第一时间控制伤情,减少伤残和痛苦,为进一步救治奠定基础。

急救的目的是救命在先。有休克的,先抢救休克;有大出血的,先止血。急救必须分秒必争,力求迅速、准确、有效地处理。

急救是否及时、正确,直接影响到伤者的生命安全和今后的治疗效果。

二、运动损伤现场急救的主要任务

现场急救处理的主要任务是抢救生命、减少伤者痛苦、预防伤情加重和并发症,正确而迅速地把伤病员转送到医院。

(一)初步诊断

在训练或比赛中突然出现运动损伤,不要惊慌失措,应立即对伤者进行必要的处理。

要迅速对伤者进行全面观察,了解伤情,确定损伤的性质、部位、范围等,再对损伤部位进行进一步的重点检查。如有无大出血、有无脊柱或四肢损伤。

(二)初步急救

根据初步诊断,对伤者进行迅速、准确、及时的处理。按"胸→腹→脑→脊柱→四肢"顺序,先救命再治伤。

1.检查伤员的生命体征

立刻检查伤者呼吸、心跳、脉搏情况。如有呼吸心跳停止,应就地立刻进行心脏胸外按摩和人工呼吸。

2.止血和固定

有创伤、大出血的伤者,应迅速止血。严重外出血,可用加压包扎、使用止血带或指压止血等方法。有骨折者,用木板、夹板等进行临时固定,保护好受伤部位,严防骨折端刺伤周围的血管和神经。

如有腹腔脏器脱出或颅脑组织膨出,可用消毒纱布或干净毛巾、软布料等加以保护。神志昏迷者,在未明了病因前,应注意其心跳、呼吸、两侧瞳孔大小。有舌后坠者,应将其舌头拉出或用别针穿刺固定在口外,防止窒息。

3.迅速而正确地转运

尽快送往医院。按不同的伤情和病情,按轻重缓急选择适当的工具进行转运。运送途中随时注意伤病员病情变化,选择合适的医院。

就地抢救是在保证维持伤病员生命的前提下进行,应抓主要矛盾,分清主次,有条不紊,切忌忙乱,以免延误救治,丧失有利时机。

第二节　运动损伤的急救方法

一、急救包扎法

包扎是损伤现场应急处理的重要措施之一。及时正确的包扎,可以达到压迫止血、减少感染、保护伤口、减少疼痛,以及固定敷料和夹板等目的;相反,错误的包扎可导致出血增加、加重感染、造成新的伤害、遗留后遗症等不良后果。包扎器材主要有绷带、三角巾、尼龙网套等,紧急条件下,干净的毛巾、头巾、手帕、衣服等可作为临时的包扎材料。

(一)绷带包扎

1. 绷带种类

(1)简单绷带

简单绷带由纱布或棉布制成,适用于四肢、头部以及胸腹部包扎固定。

(2)特殊绷带

特殊绷带是按部位和形状而制成的各种形状的绷带,周边有布条,以便打结固定,如眼绷带、背腰绷带、前胸绷带、腹绷带等。特殊绷带多在四肢和关节部位作固定用。

(3)运动防护型绷带

运动防护型绷带主要用于体育运动保护、医用包扎、医用固定等范围,绷带上有医用胶水,使固定绷带不容易脱落,有强劲的弹性和伸缩性。

2. 注意事项

(1)绷带包扎的松紧要适度

过松容易滑脱,过紧将阻碍肢体血液循环(见图 3-1)。如包扎后伤肢远端出现皮肤苍白或麻木现象,表明血液循环不佳。绷带外层一旦被渗液浸馈,应及时更换。

(2)在急救现场,不能只顾包扎表面看得到的伤口而忽略其他内在的损伤。

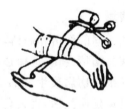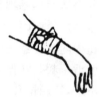

图 3-1　绷带包扎

3. 常用绷带包扎法

(1)环形包扎法

环形包扎法用于躯干、肢体没有粗细变化的部位,如手腕、胸部、额部等,亦用于各种包扎起始时。如图 3-2 所示。

绷带卷向上,用右手握住,将绷带展开,左拇指将绷带头端固定于需包扎部位,右手连续环形包扎局部,其卷数按需要而定,用胶布或别针固定绷带末端。

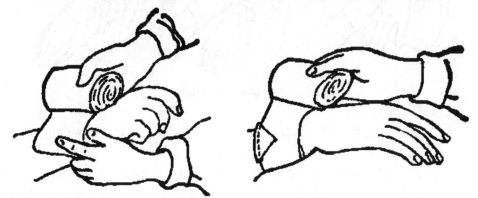

图 3-2　环形包扎法

(2)螺旋形包扎法

螺旋形包扎法用于肢体粗细变化较小的部位,如上臂、手指等。如图 3-3 所示。

从远端开始先环形包扎两卷,再向近端呈 30°角螺旋形缠绕,每卷重叠前一卷 2/3,末端胶布固定。在急救缺乏绷带或暂时固定夹板时每周绷带不互相掩盖,又称蛇形包扎法。

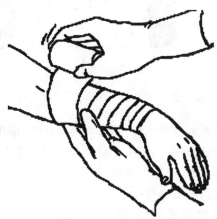

图 3-3　螺旋形包扎法

(3)螺旋反折包扎法

螺旋反折包扎法用于肢体有明显粗细变化的部位,如前臂、小腿、大腿等。如图 3-4 所示。

先做两周环形包扎,再做螺旋包扎,然后以一手拇指按住卷带上面正中处,另一手将卷带自该点反折向下,盖过前周1/3或2/3。每一次反折须整齐排列成一直线,但每次反折不应在伤口与骨隆突处。

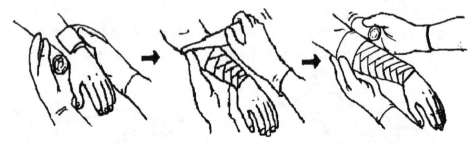

图 3-4　螺旋反折包扎法

(4)"8"字形包扎法

"8"字形包扎法用于膝、肘、踝、肩等关节部位的包扎和固定锁骨骨折。如图3-5所示。

以肘关节为例,先在关节中部环形包扎2卷,绷带先绕至关节上方,再经屈侧绕到关节下方,过肢体背侧绕至肢体屈侧后再绕到关节上方,如此反复,呈"8"字连续在关节上下包扎,每卷与前一卷重叠2/3,最后在关节上方环形包扎2卷,胶布固定。

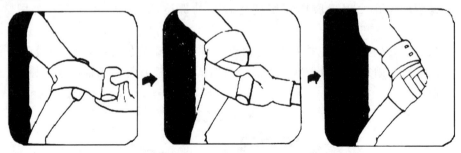

图 3-5　"8"字形包扎法

(二)三角巾包扎法

三角巾是边长为1米的方块布(已消毒),对角剪开,顶角缝合长系带。三角巾操作简单,使用方便,包扎面积大,可用于全身多个部位的止血和包扎。

包扎时伤口封闭要严密,防止污染伤口,松紧适宜,固定牢靠,敷料盖准后不要移动。要求动作要快、轻,不要碰撞伤口。

方法:边要固定,角要拉紧,中心伸展;敷料贴紧,包扎贴实,打结要牢,防止滑脱。

1. 手足三角巾包扎法

将三角巾展开,将患者受伤的手掌(足)平放在三角巾的中央,手指(脚趾)尖对

向三角巾的顶角；将三角巾顶角折起，盖在患者手背（足背）上面，顶角达到腕关节
（踝关节）以上；将三角巾两底角折起到患者手臂（足背）交叉，再围绕手腕（踝部）一
圈后打结。如图 3-6 所示。

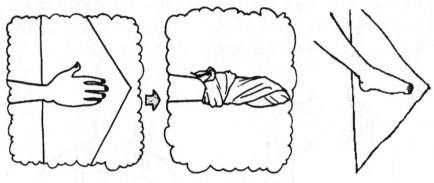

图 3-6　手足三角巾包扎法

2. 头部三角巾包扎法

将三角巾底边的中点放在眉间上部，顶角经头顶垂向枕后，再将底边经左右耳
向后拉紧，在枕部交叉，并压住垂下的枕角再交叉绕耳上到额部拉紧打结。最后将
顶角向上反掖在底边内或用安全针或胶布固定。如图 3-7 所示。

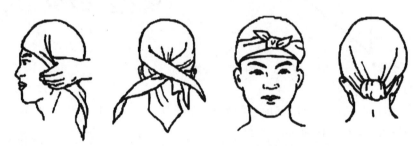

图 3-7　头部三角巾包扎法

3. 肩部三角巾包扎

一侧肩部外伤时，将燕尾三角巾的夹角对着伤侧颈部，巾体紧压在伤口的敷料
上，燕尾底部包绕上臂根部打结，然后两个燕尾角分别经胸、背拉到对侧腋下打结
固定。如图 3-8 所示。

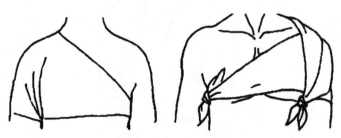

图 3-8　肩部三角巾包扎

4.三角巾悬臂带

（1）大悬臂带

前臂屈曲用三角巾悬吊于胸前叫大悬臂带，用于前臂、手（腕、掌、指）损伤和骨折的急救。将三角巾放于健侧胸部，底边和躯干平行，上端越过肩部，顶角对着伤臂的肘部，伤臂弯成直角放在三角巾中部，下端绕过伤臂反折越过伤侧肩部，两端在颈后或侧方打结。再将顶角折回，用别针固定。如图 3-9 所示。

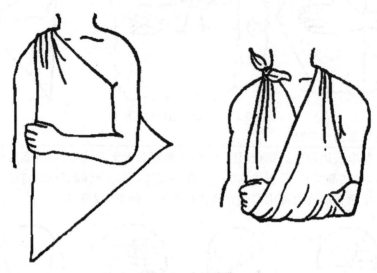

图 3-9　大悬臂带

（2）小悬臂带

将三角巾折达成带状吊起前臂的前部（不要托肘部），适用于肩关节损伤、锁骨和肱骨骨折。如图 3-10 所示。

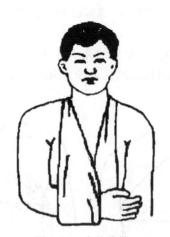

图 3-10　小悬臂带

二、出血的急救方法

(一)出血的分类

出血指血液从血管或心脏流至组织间隙、体腔内或体外的现象。

出血对机体的影响取决于出血量、出血速度和出血部位。出血量少于循环血量10%，对人体没有明显影响。如在短时间内丧失循环血量的20%～25%时，可引起急性贫血，丧失循环血量的30%以上时，会发生出血性休克，甚至危及生命。发生在重要器官的出血，即使出血量不多，亦可致命，如心脏破裂引起心包内出血，由于心包填塞，可导致急性心功能不全；脑出血，尤其是脑干出血，可因重要神经中枢受压致死。局部的出血，可导致相应的功能障碍，如脑内囊出血引起对侧肢体偏瘫，视网膜出血引起视力减退或失明。慢性出血可引起贫血。

当人体受伤发生出血时，要视出血的情形采取相应的止血方法。

1. 按出血的部位分类

(1)内出血

流出血管的血液停留在身体内部而不排至体外，有组织内出血、体腔出血和管腔出血。处理原则是及时有效的止血，内出血一般多依赖于药物和手术止血。

尽早识别严重的内出血，如胸部内出血、脑出血、脾脏破裂。受伤后，病人皮肤苍白、湿冷、表情淡漠、少言寡语、呼吸变浅、烦躁不安、口渴，但身体上无伤口。

如胸部内出血，取半坐位；腹腔内出血，下肢抬高。立刻向120急救电话呼救，在急救人员到来之前，密切看护病人，注意保持呼吸道畅通。

(2)外出血

血液从皮肤创口流向体外者称为外出血，常见于外力撞击伤、刀割伤、刺伤、碾压伤等。

止血是救治损伤性外出血的主要目的。根据外出血种类不同，止血方法也不同。引起严重外出血的原因多样，处理也较困难，需去医院诊治。

2. 按出血的血管分类

(1)毛细血管出血

血液从创伤面或创伤口周围缓慢渗出，为暗红色血，出血量少，危险性小。

(2)静脉出血

伤口如果流出来的血是暗红色的，流得比较多，流速比较慢，则是静脉出血。出血点在伤口的远心端。

(3)动脉出血

伤口如果流出来的血是鲜红色的，流得很急，甚至向外喷射，则是动脉出血。出血点在伤口的近心端。

静脉出血和动脉出血的情形比较严重，尤其是动脉出血，如果不尽快止住，将会危及伤者生命,见图 3-11。

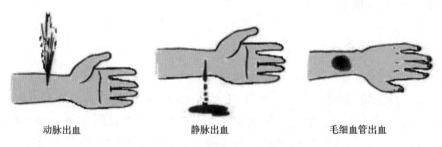

动脉出血　　　　　　静脉出血　　　　　毛细血管出血

图 3-11　不同血管出血的表现形式

(二)常用的止血方法

1.冷敷法

冷敷可降低组织温度,使血管收缩,减少局部充血,从而达到止血的作用。冷敷与加压包扎和抬高伤肢同时应用,效果更佳。

(1)作用:止血、止痛、防肿。

(2)使用范围:急性闭合性软组织损伤,伤后立即施用。

(3)方法:用冷水或冰袋敷于患部。

2.抬高伤肢法

抬高伤肢法用于四肢出血。抬高伤肢,使伤处血压降低,血流量减少,达到减少出血的目的。如图 3-12 所示。

抬高伤肢法常和绷带加压包扎并用,对小血管出血有效,对较大血管出血,只能作为一种辅助性止血方法。

(1)作用:使出血部位的血压力下降。

(2)使用范围:四肢小静脉或毛细血管的出血。

(3)方法:将患肢抬高,高于心平面 15°~20°。

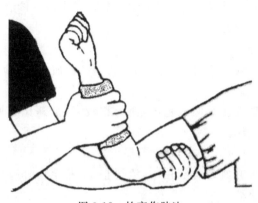

图 3-12　抬高伤肢法

3.加压包扎法

用绷带或三角巾加压包扎伤口止血。如图 3-13 所示。

(1)使用范围:小动脉、小静脉或毛细血管的出血。

(2)方法:用无菌敷料(消毒纱布、干净毛巾或手帕等)覆盖受伤部位,再用绷带或三角巾稍加压力包扎起来。

(3)注意事项:

①伤口内有碎骨片时,禁用此法,以免加重损伤;

②包扎不要过紧或过松,过紧会引起血液循环不良,过松则不能有效固定敷料;

③绷带不要在伤口上打结,以免压迫伤口引起疼痛,也不要在身体背后打结,易产生不适感。

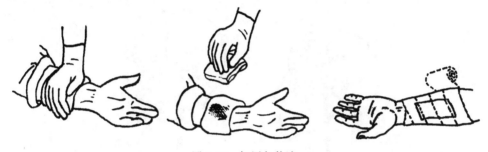

图 3-13　加压包扎法

4.加垫屈肢法

(1)使用范围:四肢膝、肘以下部位出血,没有骨折和关节损伤,如前臂、手腕、小腿出血。

(2)方法:将厚棉垫或绷带卷放于肘窝或膝关节窝处,屈曲前臂或小腿,再用三角巾、宽布条或绷带等紧紧缚住。如图 3-14 所示。

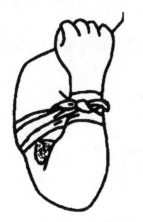 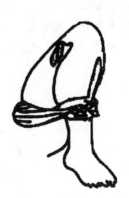

(a)屈肘加垫压迫肱动脉　　　　　(b)屈膝加垫压迫股动脉

图 3-14　加垫屈肢法

5. 直接指压法

较大的动脉出血后,用拇指指腹直接压迫出血点,中断血液,而达到止血目的。

6. 间接指压法

间接指压法是指较大的动脉出血后,用拇指指腹压迫出血点血管上方(近心端)的身体浅表部位,使血管被压闭住,可暂时中断该动脉供血部位的出血。

(1)头部出血

压迫颞浅动脉。一侧头顶部出血,用食指或拇指压迫同侧耳前方颞浅动脉搏动点(耳朵前上方跳动的血管),可止住同侧额、颞部出血,见图 3-15(a)。

(2)面部出血

压迫颌外动脉。一侧颜面部出血,用食指或拇指压迫同侧面动脉搏动处(颌外动脉在下颌角下缘的前方约 1.5 厘米处),可止住同侧眼及以下面部出血,见图 3-15(b)。

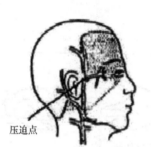 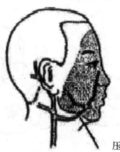

压迫点　(a)头部出血指压颞浅动脉出血　　(b)面部出血指压颌外动脉出血　压迫点

图 3-15　间接指压止血

(3)颈部出血

压迫颈动脉。压迫同侧耳朵后面乳突附近颈动脉或颈总动脉,但颈总动脉不能压迫时间过长,以免引起大脑缺氧而昏迷。

(4)上肢出血

①肩部和上臂出血

压迫锁骨下动脉。用食指压迫同侧锁骨窝中部的锁骨下动脉搏动处,将其压向深处的第一肋骨,可止住肩部和上臂出血。如图 3-16 所示。

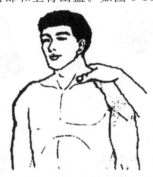

图 3-16　间接指压法(肩部和上臂出血指压锁骨下动脉止血)

②前臂出血

压迫肱动脉。用拇指或其余四指压迫上臂内侧肱二头肌内侧沟处的搏动点，用力压迫到肱骨上，可止住前臂和手部出血。如图3-17所示。

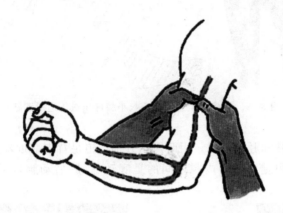

图3-17 间接指压止血（前臂出血指压肱动脉止血）

③手部出血

指压桡动脉及尺动脉，用双手拇指分别按压在桡动脉（手腕腕横线近心端的大拇指侧）和尺动脉（手腕腕横线近心端小手指侧）搏动处，用力压迫到桡骨及尺骨上，可止住手部出血。如图3-18（a）所示。

④手指出血

压迫指动脉。手指出血时，用拇指和食指相对夹压手指第一指节根部两侧的血管。如图3-18（b）所示。

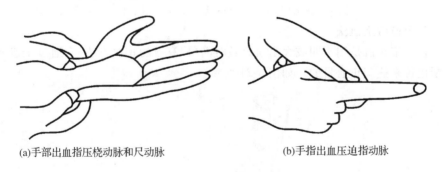

(a)手部出血指压桡动脉和尺动脉　　　　　(b)手指出血压迫指动脉

图3-18 间接指压止血

（5）下肢出血

①大腿、小腿部出血

压迫股动脉。大腿略微外旋，用两拇指重叠用力压迫大腿上端腹股沟中点股动脉搏动处于股骨上，可止住大腿、小腿部出血。如图3-19所示。

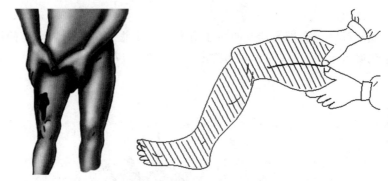

图 3-19 间接指压止血(大腿、小腿部出血压迫股动脉)

②足部出血

压迫胫前动脉和胫后动脉。用两拇指分别压迫足背中部近踝关节处的足背动脉(胫前动脉)和跟腱内侧与内踝之间的足底动脉(胫后动脉),可止住足部出血。如图 3-20 所示。

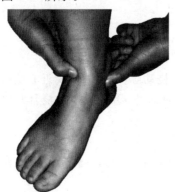
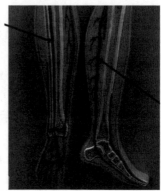

胫前动脉

胫后动脉

图 3-20 间接指压止血(足背出血,压迫胫前动脉;足底出血,压迫胫后动脉)

7.止血带止血法

止血带止血是用于四肢大出血急救时简单、有效的止血方法,它通过压迫血管阻断血行来达到止血目的。如图 3-21 所示。

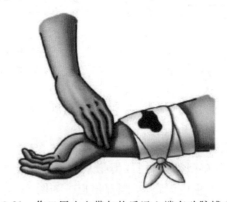

图 3-21 伤口用止血带包扎后远心端有动脉搏动

此法操作时要注意止血带使用的材料、包扎的松紧程度、使用的时间长短。如使用不当或使用时间过长,止血带止血法会造成伤肢血液循环不良,引起远端肢体缺血、坏死,甚至造成残废。只有在出血猛烈、用其他方法不能止血时,才能应用止血带止血法。伤口用止血带紧紧包扎后,松紧度把握的标准是包扎后止血有效,而且远心端有动脉的搏动。

(1)使用范围

止血带绑扎位置在伤口上方(近心端),尽量靠近伤口,扎止血带部位用环形宽布垫保护皮肤,将伤口扎紧,把血管压瘪即可止血。如果制止了流血现象,就不用扎得太紧。写明止血的时间,随身携带。及时将伤者送往医院,每隔 0.5～1 小时慢慢松解一次,每次松解 1～2 分钟。

上肢大动脉出血应结扎在上臂的上 1/3 处,下肢大动脉出血应结扎在大腿中、下 1/3 交界处。如图 3-22 所示。

上臂的中、下 1/3 处不能结扎止血带,以免损伤桡神经。小腿和前臂不能上止血带,因这两处都有两根骨头,血管正好走在两骨之间,上止血带起不到压迫血管的作用。

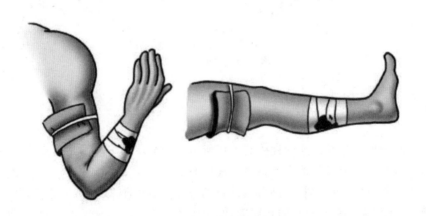

图 3-22　上下肢大动脉出血止血带止血法

(2)方法

①橡皮止血带

常用橡皮带或橡皮管,在伤口上方近心端 10 厘米处扣紧或绕两圈,打一个活结。如图 3-23 所示。

②充气止血带

常用血压计袖带。上肢每半小时、下肢每一小时要松开一次。

③布制止血带

与伤口相比离心脏较近的部位绑住,止血带里插一根棍子,再旋转棍子把止血带拉紧。如图 3-24 所示。

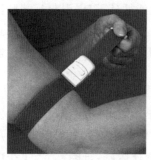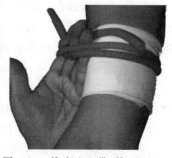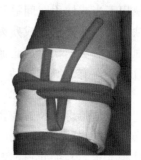

图 3-23　橡皮止血带(管)止血

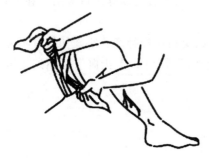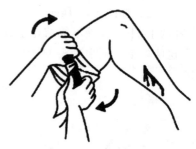

图 3-24　布制止血带止血

三、骨折的急救

骨结构的完整性或连续性受到破坏所引起的损伤,称骨折,是以疼痛、肿胀、青紫、功能障碍、畸形及骨擦音等为主要表现的疾病。

发生骨折后,应立刻进行固定,其目的是止痛、制动、减轻伤员痛苦,防止伤情加重,防止休克,保护伤口,防止感染,便于运送。

(一)常用的骨折分类

1. 依据骨折是否和外界相通

(1)闭合性骨折

骨折处皮肤或黏膜完整,不与外界相通。此类骨折没有污染。如图 3-25(a)所示。

(2)开放性骨折

骨折附近的皮肤和黏膜破裂,骨折处与外界相通,为开放性骨折。因与外界相通,此类骨折伤口及骨折断端受到污染。如图 3-25(b)所示。

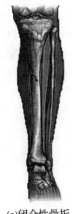 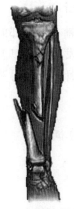

(a)闭合性骨折　　　　　　　　　　(b)开放性骨折

图 3-25　骨折的分类

2. 依据骨折的程度

(1)完全性骨折

骨的完整性或连续性全部中断,如管状骨骨折后形成远、近两个或两个以上的骨折段。

(2)不完全性骨折

骨的完整性或连续性仅有部分中断,如颅骨、肩胛骨及长骨的裂缝骨折。

3. 依据骨折后的时间

(1)新鲜骨折

新发生的骨折和尚未充分地纤维连接,还可能进行复位者,以及 2~3 周以内的骨折。

(2)陈旧性骨折

伤后三周以上的骨折。三周的时限并非恒定,如儿童肘部骨折,超过 10 天就很难整复。

(二)造成骨折的原因

1. 外伤性骨折

骨结构正常,因暴力造成骨质的完整性破坏,称为外伤性骨折。这是最常见的骨折原因。按暴力作用方式的不同,可分为三种:

(1)直接暴力:暴力直接作用于骨折部位。

(2)间接暴力:暴力作用于远离骨折的部位,通过骨、关节、肌肉或韧带等传导,造成一定部位的骨折。

(3)重复暴力:反复的暴力作用于同一部位,可逐渐发生骨折,也称为疲劳性骨折。如经常反复跳跃、长距离运动,易发生第二、三跖骨,胫骨,股骨,腓骨,或股骨颈骨折等。

2. 病理性骨折

由于全身或骨本身局部的病损引起的骨折，称为病理性骨折。

病理性骨折发生骨折以前，骨本身即已存在着影响其结构坚固性的内在因素，这些内在因素使骨结构变得薄弱，在不足以引起正常骨骼发生骨折的轻微外力作用下，造成骨折。

（三）骨折的征象

1. 全身表现

（1）休克

多见于比较严重的骨折，如股骨骨折、脊椎骨折、严重的开放性骨折等，由于广泛的软组织损伤、大量失血或剧烈疼痛等引起休克。

（2）体温

一般骨折后体温正常，开放性骨折的伤者体温升高时应考虑是否有感染。

（3）部分伤者还会出现口渴、便秘等现象。

2. 局部表现

（1）疼痛和压痛

骨折处有明显局限性压痛，一般活动肢体时疼痛加剧。有时在远离骨折处轻轻振动或捶击，骨折处也出现疼痛。

（2）局部肿胀和瘀血

骨及附近软组织的血管破裂出血，若为闭合性骨折则在其周围形成血肿；若为开放性骨折血液经创口流出，则周围软组织肿胀，甚至可在皮肤上产生张力性水泡。若血肿表浅，经 1～2 日后可出现紫色、黄色或青色的皮下瘀斑。

（3）功能障碍

骨完全折断后，失去了杠杆和支持作用，加上疼痛、肌肉痉挛及周围软组织损伤等，肢体丧失部分或全部活动功能。

（4）畸形

骨折后，由于外力及肌肉痉挛，使骨折断端发生重叠、移位或旋转，造成成角畸形和肢体变短现象。

（5）假关节活动及骨摩擦音

完全骨折时局部可出现类似关节的活动，移动肢体时可产生骨摩擦音。这是骨折特有的征象。但决不能有意去寻找异常活动或骨摩擦音，以免加重损伤和增加伤员的痛苦。

（6）X 线检查

做 X 线检查，确定是否骨折及骨折的性质。

（四）骨折固定的要点

骨折固定的方法，如图 3-26 所示。

（1）先止血，后包扎，再固定。

（2）常用木制、铁制、塑料制夹板固定。临时夹板可用木板、木棒、树枝、竹竿等。如果现场无临时夹板，可固定于伤者躯干或健肢上。

（3）夹板长短、宽度与肢体相称，其长度一般以超过骨折端上下两个关节为宜。骨折突出部位要加垫。

（4）先扎骨折上下两端，后固定两关节；固定四肢后要露出指（趾）；胸前挂标志。

（5）迅速送医院，做 X 线检查、诊断。

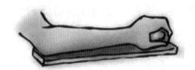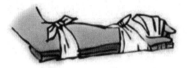

图 3-26　骨折的固定

（五）常见骨折固定的方法

1. 前臂骨折固定法

先要将夹板放置于骨折前臂外侧，骨折突出部分要加垫，然后固定腕、肘两关节（见图 3-27）；为防止晃动，用三角巾将前臂悬挂于胸前，再用三角巾将伤肢固定于胸廓，如图 3-28（b）所示。

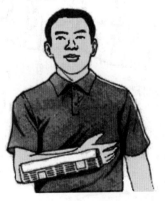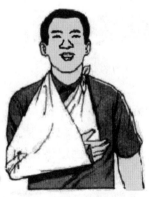

图 3-27　前臂骨折固定法

2. 上臂骨折固定法

先将夹板放置于骨折上臂外侧，骨折突出部分要加垫，然后固定肘、肩两关节，用三角巾将上臂悬挂于胸前，再用三角巾将伤肢固定于胸廓，如图 3-28（a）所示。

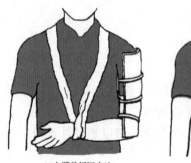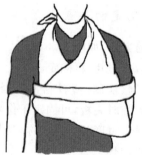

(a)上臂骨折固定法　　　　　　　　(b)前臂骨折加强固定法

图 3-28　骨折固定

3. 小腿骨折固定法

先将夹板放置于骨折小腿外侧，骨折的突出部分要加垫，然后固定伤口上下两端，固定膝、踝两关节（绷带"8 字法"固定踝关节），夹板顶端再固定。如现场无夹板，可将伤肢与健肢固定在一起，需注意在膝关节与小腿之间的空隙处垫好软垫，以保持固定稳定。如图 3-29 所示。

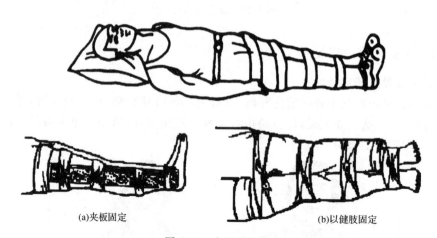

(a)夹板固定　　　　　　　　　　(b)以健肢固定

图 3-29　小腿骨折固定

4. 大腿骨折固定法

先将夹板放置于骨折大腿外侧，骨折突出部分要加垫，然后固定伤口上、下两端，固定踝、膝关节，最后固定腰、髋、腋部。如图 3-30 所示。

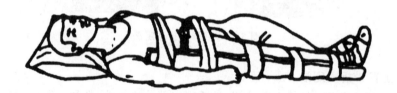

图 3-30　大腿骨折固定

（六）骨折的搬运

当发现有骨折伤员时，切记乱搬动，尤其是脊柱损伤时骨折，防止不合理的扶、拉、搬动而导致伤情加重或伤害神经，不当急救操作可使脊髓受损，发生瘫痪，甚至危及生命。需要搬运时，要设法保护受伤部位。应用木板、担架等抬运，平置伤员，固定好保持平稳，减轻颠簸。如图 3-31 所示。

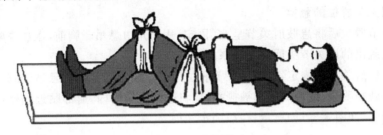

图 3-31　骨折的搬运

四、关节脱位的急救

关节脱位也称脱臼，是指组成关节各骨的关节面失去正常的对合关系，发生了错位。

脱位按脱位程度来分，分为半脱位和全脱位；按脱位后的时间来分，分为新鲜脱位和陈旧性脱位（指脱位超过三周以上者）。关节脱位多为暴力作用所致，肩、肘、手指关节最易发生脱位。

（一）关节脱位的征象

1. 一般症状

（1）疼痛明显。活动患肢时疼痛加重。

（2）肿胀。因出血、水肿，关节明显肿胀。

（3）功能障碍。关节脱位后结构失常，关节失去正常活动功能。

2. 特殊表现

（1）畸形

关节脱位后肢体出现旋转、内收或外展和外观变长或缩短等畸形，与健侧不对称。关节的正常骨性标志发生改变。

（2）弹性固定

关节脱位后，未撕裂的肌肉和韧带可将脱位的肢体保持在特殊的位置，被动活动时有一种抵抗和弹性的感觉。

（3）关节盂空虚

最初的关节盂空虚较易被触知，但肿胀严重时则难以触知。

3. X 线检查

X 线关节正侧位片检查,确定有无脱位、脱位类型和程度、有无合并骨折。

(二)关节脱位的急救

关节脱位后的治疗以手法复位为主,时间越早,复位越容易,效果越好,所以应将患者受伤的关节进行妥善固定后,迅速就医。

1. 肩关节脱位的急救

肩关节脱位后将患肢肘关节呈 90°固定,用三角巾悬吊于胸前,送往医院,医生将患者已脱出的肩关节头回纳到原来的关节窝里。

复位后肩关节须固定,单纯肩关节脱位用三角巾或固定器材悬吊于胸前;如患者关节囊破损明显,或肩周肌肉被撕裂,应将患肢手掌向内,肘部贴近胸壁,用绷带固定在胸壁,如图 3-32(a)所示,一般固定 3 周。

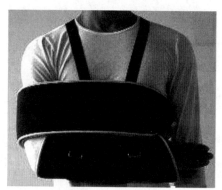
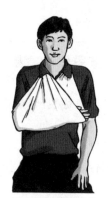

(a) 肩关节脱位的急救　　　　(b) 肘关节脱位的急救

图 3-32　关节脱位的急救

2. 肘关节脱位的急救

发生肘关节脱位时,不要强行将处于半伸位的伤肢拉直,以免引起更大的损伤。用绷带或三角巾将伤员的伤肢呈半屈曲位(肘关节 135°左右)固定后(见图 3-33),再悬吊固定在前胸部,如图 3-32(b)所示,送往医院接受治疗。

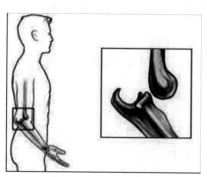
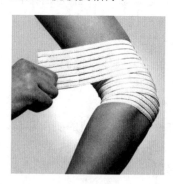

图 3-33　肘关节脱位及其急救

五、休克的急救

休克是一急性的综合征,各种强烈致病因素作用于机体,使血液循环功能急剧减退,组织器官微循环灌流严重不足,以致重要生命器官机能、代谢严重障碍的全身危重病理过程。休克是意外损伤常见的危急重症之一。

(一)引起休克原因

引起休克原因主要有出血性休克、创伤性休克、心源性休克、低血容量性休克、过敏性休克、缺氧性休克等。运动损伤造成的休克主要有:

1. 失血性休克

失血性休克多见于胸腹内脏器官损伤或破裂、多发性骨折等,由于创伤部位失血过多,导致血容量锐减,有效循环血量减少,影响正常的血液循环。如腹部挫伤导致脾脏破裂的内出血,胫腓骨严重骨折引起大动脉损伤的外出血。

2. 创伤性休克

创伤性休克指由于腹部、头部受到暴力撞击,脊髓损伤,发生严重的骨折等造成的休克。因为剧烈的疼痛,使机体血管紧张度调节机能改变,大量毛细血管扩张,造成血液在毛细血管内淤积,引起血液循环血量不足,导致休克。如股骨粉碎性骨折、睾丸挫损。

3. 心源性休克

心源性休克因参加过于剧烈的运动,导致血液循环负担量超过心脏的承受能力时,心输出量显著减少,并引起急性心功能衰竭而发生。

(二)休克的症状

早期为烦躁不安、心率加快、脉搏微弱、皮肤苍白、口唇指趾轻度紫绀、血压下降(收缩压<80mmHg,脉压差<20mmHg)。

若休克继续加重,则出现呼吸急促、面色灰白、皮肤紫绀、四肢发冷、神志模糊、少尿以至无尿,甚至呼吸困难、昏迷。

(三)急救措施

(1)立即向"120"急救中心呼救。

(2)使休克者平卧,将其下肢抬高25°左右,少摇动和翻动休克者。

(3)保持休克者呼吸道畅通,以吸入氧气或新鲜空气,注意保暖或防暑。

(4)出血性或创伤性休克,应立即止血,有骨折者给予临时固定。伤者疼痛剧烈时可给予止痛药或镇静剂,以减轻疼痛。

(5)出血性或创伤性休克应迅速使其恢复有效循环量。立即给出血者输血,失血浆者给补充血浆或血浆代用品,丢失细胞间液时可予生理盐水。液体输入一般先输血或血浆,然后挂生理盐水和葡萄糖液。

六、心肺复苏术

心跳、呼吸骤停的急救,简称心肺复苏术(CPR)。CPR 是针对呼吸心跳停止的急症危重病人所采取的关键抢救措施,即心脏胸外按压形成暂时的人工循环并恢复自主搏动,采用人工呼吸代替自主呼吸,快速电除颤转复心室颤动,以及尽早使用血管活性药物来重新恢复自主循环的急救技术。

心肺复苏的目的是开放气道、重建呼吸和血液循环。在一般情况下,心跳骤停 4 分钟以内,即脑组织缺氧 4 分钟之内,有可能恢复其原有功能。4～6 分钟开始复苏者,存活率明显下降;超过 6 分钟者存活率不到 10%;10 分钟以上开始复苏者,易造成脑组织长久性损伤,甚至导致死亡。因此急救必须及时、迅速。复苏开始越早,存活率越高。

急救主要方法是胸外心脏按压和口对口人工呼吸。

(一)心肺复苏操作程序

(1)判断伤者有无意识,可轻轻拍打、摇动或呼唤。呼救,拨打急救电话 120。

(2)将伤者放平仰卧,注意对颈部的保护。仰头举颏,打开气道,保持气道畅通,口内如有异物、污物,要尽快清除。

(3)判断伤者有无主动呼吸(图 3-34)。

看:胸部和上腹部有无呼吸起伏运动;

听:口鼻有无出气声;

感觉:面颊部有无气体吹拂感觉,用一丝棉絮或餐巾纸放在病人的鼻腔或口腔前,看丝棉絮或餐巾纸有否晃动。

(4)判断有无脉搏(图 3-34)。检查颈动脉,在 5 秒钟内完成,手要轻试,不能加压。如无搏动,应立即急救。

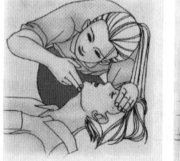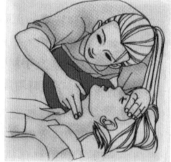

图 3-34 判断有无主动呼吸、脉搏

（二）胸外心脏按压

如果患者停止心跳，抢救者应进行胸外心脏按压急救。

病人处于仰卧位，放于硬板床或平地上，以确保按压时病人不摇动。急救者跪于伤员一侧（一般为右侧），右手示指沿一侧肋弓下缘向中线移动触及两侧肋弓交汇点（剑突），食指与中指紧贴示指上方定位（两横指），左手掌根紧贴右手食指置于胸骨，使手掌根部横轴与胸骨长轴重合。成年男性按压部位为两乳头连线胸骨部。如图3-35所示。

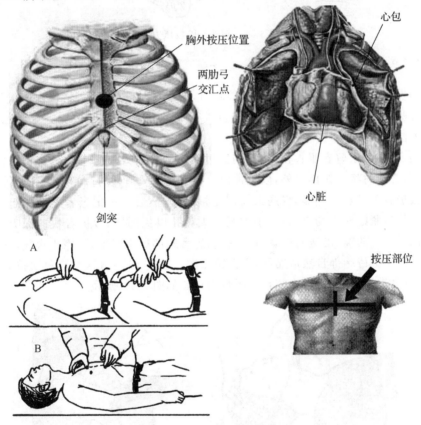

图 3-35　胸外心脏按压部位

急救者左手的掌根部紧靠定位手指，放于伤员胸骨下 1/3 处，掌根部长轴与胸骨长轴重合。将定位用手叠于另一手的手背上，两手手指交叉抬起，使手指脱离胸壁。急救者双肘关节伸直，肩部和手掌必须保持垂直位，借助肩部力量有节奏地垂直向下压。抬手时掌根部不能移动。在按压间歇期内，务必使胸部不受压力。如图 3-36 所示。

胸廓下压深度为 4～5 厘米，儿童相对要轻些。成年患者按压速率为100 次/分钟，儿童稍快。

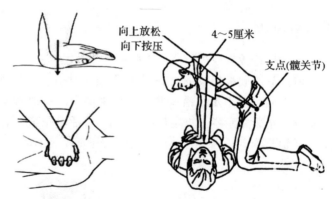

图 3-36　胸外心脏按压方法

（三）口对口人工呼吸

当发生意外伤害,呼吸困难甚至停止时,如不及时进行急救,将很快造成死亡。人工呼吸就是用人为的力量来帮助伤员进行呼吸,最后使其恢复自主呼吸的一种急救方法。

病人仰卧,松解衣服衣领,防止用力过猛。清除病人口鼻中的分泌物和污泥、假牙等,必要时将舌拉出口外,以免舌根后坠阻塞呼吸道,保持病人呼吸道通畅。

救护者蹲(跪)于一侧,将病人头部尽量后仰,然后一手把患者下颌托起,开放气道。将口紧贴病人的口,另一手捏紧病人鼻孔以免漏气,救护者快速深吸气后,完全包住患者的嘴,迅速向患者口中吹气;患者胸部扩张起来后,停止吹气,并放松捏鼻子的手。待胸部自然地缩回,再做第二次。吹气 16～18 次/分,每次持续 1 秒以上,重复进行,直到患者恢复自主呼吸为止。如图 3-37 所示。

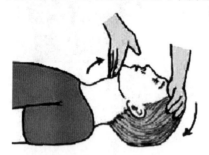
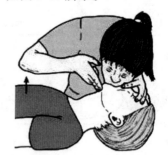

(a)下颌托起,开放气道　　　　(b)快速向患者口中吹气

图 3-37　口对口人工呼吸方法

如果病人牙关紧闭,无法进行口对口呼吸,可以用口对鼻呼吸法(将病人口唇紧闭),如果呼吸心跳均停止时,应同时进行心脏胸外按压术。如有胸肋骨骨折或其他情况不宜做人工呼吸时,应立即采取其他急救措施。

当呼吸恢复,但人仍昏迷时,宜把患者安置成复原卧式,利于气管内容物流出,也可避免舌根部堵塞咽喉。呼吸恢复后,松开患者胸部衣扣和腰部皮带,使呼吸不至于受阻。若条件许可,可给患者吸氧,或将其移至空气新鲜、流通处。人工呼吸要坚持进行 30 分钟,这样即使呼吸骤停有很长一段时间,也仍有可能抢救回来。

1. 单人心肺复苏

救护者先做 2 次吹气,再轮番完成心脏胸外按压、口对口人工呼吸。重复一轮按压和通气后,要检查复苏效果,即检查颈动脉及有无主动呼吸。口对口人工呼吸、心脏胸外按压比例为 2:30。如图 3-38(a)所示。

2. 双人心肺复苏

两位救护者各在一边,先做 2 次吹气,再轮番进行心脏胸外按压、口对口人工呼吸。口对口人工呼吸、心脏胸外按压比例分别为 1:5。在每次轮换时,两位救护者各负责检查脉搏和呼吸。如图 3-38(b)所示。

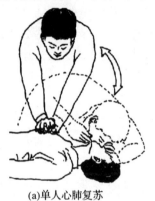

(a)单人心肺复苏　　　　　　(b)双人心肺复苏

图 3-38　心肺复苏

（四）注意事项

（1）必须确定病人已经失去知觉,才可实施心肺复苏。施救时注意脱离危险区域,将患(伤)者的衣扣及裤带解松,并检查是否有内脏损伤。

（2）口对口吹气和胸外心脏按压应同时进行,严格按吹气和按压的比例操作,吹气和按压的次数过多和过少均会影响复苏的成功率。

（3）保持病人的呼吸道通畅,清除呼吸道中的分泌物、泥沙等。

（4）做人工呼吸前,为防止疾病传染,可用消毒纱布覆在病人嘴上进行隔离。婴幼儿口鼻比较接近,最好将婴幼儿口鼻一起包含进行人工呼吸。

（5）口对口人工呼吸时吹气量是成年人深呼吸正常量,一般不超过 1200 毫升,胸廓稍起伏即可。吹气时间不宜过长,过长会引起急性胃扩张、胃胀气和呕吐。吹气过程要注意观察伤者气道是否通畅,胸廓是否微微隆起。如图 3-39 所示。

（6）胸外心脏按压的位置必须准确。不准确容易损伤其他脏器。按压的力度要适宜,过大过猛容易使胸骨骨折,引起气胸、血胸;按压的力度过轻,胸腔压力小,不足以推动血液循环。

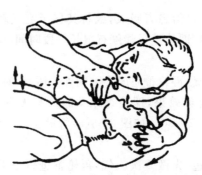

图 3-39　吹气过程观察伤者胸廓是否被吹起

(7)按压姿势为双臂伸直,利用身体的重量均匀地按压。按压有规律,不要左右摇摆或冲击式按压。

(8)施行急救,须一直做到患者有呼吸、有脉搏或后续支持到达为止。如患者意识已清醒,则使其采取侧卧休息姿势,等待后续支持到达或送医治疗。

（五）有效的体征和终止抢救的指征

(1)观察颈动脉搏动,有效时每次按压后就可触到一次搏动。若停止按压后搏动停止,表明应继续进行按压。如停止按压后搏动继续存在,说明病人自主心搏已恢复,可以停止胸外心脏按压。

(2)若无自主呼吸,人工呼吸应继续进行,或自主呼吸很微弱时仍应坚持人工呼吸。

(3)复苏有效时,可见病人有眼球活动,口唇、指甲床转红,甚至脚可动;观察瞳孔时,可见其由大变小,并有对光反射现象。

(4)当有下列情况可考虑终止复苏:

①心肺复苏持续 30 分钟以上,仍无心搏及自主呼吸,现场又无进一步救治和送治条件,可考虑终止复苏。

②脑死亡,如深度昏迷,瞳孔固定、角膜反射消失,将病人头向两侧转动,眼球原来位置不变等,如无进一步救治和送治条件,现场可考虑停止复苏。

③现场危险威胁到抢救人员安全,或急救医生认为病人死亡,无救治希望。

（六）自动体外除颤器（AED）

自动体外除颤器,是一种便携式、易于操作,稍加培训即能熟练使用,专为现场急救设计的急救设备。机器本身会自动判读心电图然后决定是否需要电击。除颤过程中,AED 的语音提示和屏幕显示使操作简便易行。

1. 使用步骤

(1)开启 AED

打开 AED 的盖子,按下电源,依据显示屏(视觉)和语音(声音)的提示操作。

（2）给患者贴电极

患者取仰平卧位，在患者胸部适当的位置上，紧密地贴上电极。通常两块电极板分别贴在右胸上部（右侧锁骨下方）和左胸左乳头外侧（两块电极直线穿过心脏）。如图 3-40 所示。

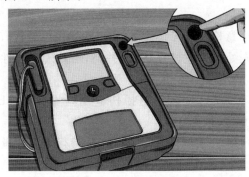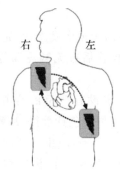

图 3-40　AED 和贴片位置

（3）开启除颤器前，确保病人身体干燥

（4）开始分析心律

救治者远离伤者，按下"分析"键后，除颤器开始自动分析病人的心律（此过程中不要接触患者，即使是轻微的触动都有可能影响 AED 的分析）。分析完毕后，除颤器会报告是否需要进行电击，或者是否需要继续心脏复苏。若 AED 发出除颤的建议，则由操作者按下"放电"键除颤。如图 3-41 所示。

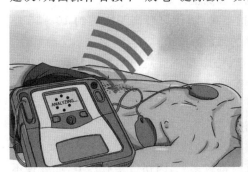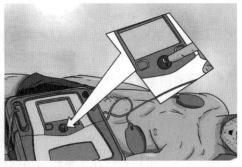

图 3-41　AED"分析"键和"放电"键

（5）除颤结束后，AED 会再次分析心律

如未恢复有效灌注心律，操作者应进行 5 个周期 CPR，然后再次分析心律、除颤、进行 CPR，反复至 120 医护人员到达。

2. 注意事项

（1）除颤器显示需要电击，需再次确保病人身上没有水也没有干扰物。如有汗水则需要快速擦干，并告诫身边任何人不得接触靠近患者。

（2）如果在使用完 AED 后，患者没有任何生命特征（没有呼吸心跳）需要马上送医院救治。

第三节　软组织损伤的处理

在软组织损伤发生后,先要注意检查有无合并伤,如腹部挫伤后是否有内脏破裂、头部挫伤后有无脑震荡等;先处理开放性损伤、合并伤,后处理闭合性软组织损伤。

在确定没有严重的合并伤后,闭合性软组织损伤应立刻进行 RICE 处理。RICE 处理原则包括静卧、冰敷、加压、抬高。

"R"指 Rest,静止休息,减少活动。如果是韧带损伤,坚持行走会加重韧带的撕裂。如果是骨折了还执意移动,会加重骨折端移位的风险,使简单固定就能治愈的损伤严重化。

"I"指 Ice,伤后立刻冰敷。用冰袋敷于损伤处,或将冰块放到塑料袋里,然后倒入水后再放到损伤处,注意不要将冰块直接敷在皮肤上以免冻伤,每次 10~20分钟,2 小时一次,这样做的目的能使局部血管收缩、减少出血量,并减轻肿痛。

"C"指 Compression,扭伤或拉伤后需要加压包扎。能减轻局部的肿胀、防止进一步出血;注意不能揉或者喷红花油等,会加重急性期损伤小血管的出血,导致肿胀疼痛的加重。包扎时间要根据损伤情况和病情来定。

"E"指 Elevation,抬高患肢。休息时抬高患肢,使患肢高于心脏约 10~15 厘米,可以促进血液回流,达到减轻肿胀疼痛的目的。

伤后 24~48 小时后,局部做热敷、理疗、按摩等。当损伤基本恢复后,要开始适当地进行力量训练和肌肉、韧带的伸展练习。

一、开放性软组织损伤的治疗方法

开放性软组织损伤在比赛或运动训练时都较多见,因伤口多有污染,如处理不及时或不当,易发生感染,影响愈合和功能恢复,严重者可引发败血病甚至危及生命。

开放性软组织损伤的处理,目的在于改善修复条件,促使其及早愈合。根据伤情,分别清洁处理污染或感染的伤口。处理者应戴手套和口罩,预防感染。彻底清创的大伤口,可缝合。如皮肤有缺损,可做植皮覆盖创面。对创面大、渗血多、污染重、处理较晚的伤口,应置引流 48 小时。

(一)擦伤

擦伤是皮肤受到外力摩擦所致,皮肤被擦破出血或有组织液渗出。擦伤后表皮破损,创面呈现苍白色,有许多小出血点和组织液渗出。由于真皮含有丰富的神经末梢,损伤后往往十分疼痛,但表皮细胞的再生能力很强,如伤口无感染愈合很快,可不留疤痕。

1. 清创

清洗创面是防止伤口感染的关键步骤。由于擦伤表面常沾有一些脏物,可用生理盐水(0.9% NaCl),或纯净水、自来水进行清洗。边冲边用消毒棉球擦洗,将泥、沙、灰等洗去。

2. 消毒液和消毒

消毒是指杀死病原微生物、但不一定能杀死细菌芽孢的方法。用于伤口消毒的化学药物叫作消毒液。

75%的酒精用于伤口消毒,因为过高浓度的酒精会在细菌表面形成一层保护膜,阻止其进入细菌体内,难以将细菌彻底杀死。若酒精浓度过低,酒精虽可进入细菌,但不能将其体内的蛋白质凝固,即不能将细菌彻底杀死。

0.5%～1%碘伏对开放性伤口的消毒效果很好,碘伏引起的刺激疼痛较轻微,易于被病人接受,已基本上替代了红汞、紫药水等皮肤黏膜消毒剂。1%碘伏用于皮肤的消毒治疗时可直接涂擦,0.5%碘伏用于外科手术中手和其他部位皮肤的消毒。

3%双氧水(H_2O_2溶液)适用于伤口消毒,擦拭到创伤面有轻微灼烧感。消毒时有白色的小气泡产生,因为双氧水与皮肤、黏膜伤口的污物相遇时,立即分解生成氧原子,氧原子具有很强的氧化能力,与细菌接触时,能杀死细菌。

用棉球浸润0.5%碘伏,或75%酒精,或3%双氧水,消毒擦伤的伤口周围,棉球沿伤口边缘向外擦拭,把脏物由内往外推,即由伤口边缘开始,逐渐向周围扩大消毒区。

3. 上药

在创面上涂2%碘酒,或红汞,或1%～2%紫药水(龙胆紫溶液)。红汞不宜与碘酊同用,因两者可生成碘化汞,对皮肤有腐蚀作用,汞过敏者忌用。

用2%碘酒消毒伤口周围皮肤,须再用酒精擦去,这种"脱碘"方法是为了避免碘酒灼伤皮肤。因为这些消毒剂刺激性较强,不可直接涂抹在伤口上,否则会引起强烈的刺痛。

1%～2%紫药水可治疗皮肤与黏膜的创伤感染及溃疡、小的烫伤等,紫药水涂于患处皮肤,可防止细菌感染和局部组织液的外渗。也能与坏死组织结合形成保护膜,起到收敛作用。

新鲜伤口不宜涂龙胆紫,此药杀菌力较强,但有较强的收敛作用,涂后创面易形成硬痂,而痂下组织渗出液存积,反而易引起感染。如伤口已经化脓,就不应再抹。因为龙胆紫使伤口表面结上一层痂,看起来干燥清洁,但干燥的硬痂下面细菌还在繁殖。在痂皮保护下,细菌可能继续蔓延,向深部侵入反而使病情加重。因此化脓伤口应请医生清洗创口,采取综合治疗措施。

4.包扎

用消毒纱布或清洁布块(用蒸汽或沸水消毒)包扎伤口,小伤口可不包扎,但都要注意保持创面清洁干燥,创面结痂前尽可能不要接触生水。

皮肤擦伤慎用创可贴。因为皮肤擦伤的创面往往较大,而普通创可贴的吸水性和透气性不好,不利于创面分泌物及脓液的引流,反而有助于细菌的生长繁殖,容易引起伤口发炎。

对于伤口较脏的擦伤一定要冲洗伤口,然后再消毒杀菌、包扎伤口。在关节部位发生较大面积的擦伤时,伤口处理干净后,可擦抹抗生素软膏。关节附近的擦伤无论大小,最好包扎或用纱布覆盖,因为关节经常在活动,易发生伤口污染。

5.感染创面的处理

伤口感染是由于创面污染严重,清创不彻底引起;或因挤压伤口造成皮肤、肌肉坏死引起。

创面发生感染后,先清创,再涂碘酒,每天处理1~2次。严重者,可服用抗生素,迅速控制伤口和周围组织的急性炎症,促使伤口内肉芽组织尽快生长。若伤口小引流不畅,应请医生扩大伤口或选低位做引流切口,以保持引流通畅。若伤口内有大量坏死组织,酌情一次或分期切除。

(二)撕裂伤

撕裂伤指由于钝物冲击或碰撞所引起的表皮或软组织的损伤。其伤口的边缘不整齐,多发于身体与硬性物的碰撞中。皮肤撕裂伤主要发生于头部,尤以额部和面部较多见,如篮球运动中眉弓部被他人肘部碰撞,引起眉际皮肤撕裂。

(1)创口小的撕裂伤,创口经清创、消毒、上药后,用粘膏或创可贴黏合即可。

(2)创口较大的撕裂伤,应先止血,经清创、消毒、上药后,须缝合创口。

(3)伤情和污染严重的撕裂伤,创口经前期处理后,须注射破伤风抗毒素,服用抗生素。

破伤风由破伤风杆菌的感染所致。破伤风杆菌属产芽孢性厌氧菌,单纯破伤风杆菌芽孢侵入伤口并不足以引起本病,必须要有其他细菌,或有异物(如木头、玻璃等碎片)同时存在。破伤风杆菌产生外毒素可致使神经系统中毒,当毒素作用于脑干和脊髓后,由于主动肌和拮抗肌二者均收缩,产生特异性的肌肉痉挛(以进行性发展的肌肉强直为特征),伴有发作性加重,如不及时治疗,死亡率在50%以上。破伤风潜伏期不定,短至1~2天,长则达数月,平均7~14天,约90%患者在受伤后2周内发病。潜伏期越短,病死率越高。

(三)刺伤和切伤

伤口由尖细物插入引起的,叫刺伤;用锐利物切开引起的,叫切伤。两种伤都会在不同程度上造成皮肤和皮下组织的破损。田径运动中被钉鞋或标枪刺伤,冬季滑冰时被冰刀切伤等。刺伤和切伤处理方法基本上与撕裂伤相同。

对刺伤和切伤的急救,首先要止血,用消毒的纱布垫敷在伤口上,用手指压迫一段时间,直到出血停止。再清洗伤口,便于医生做缝合手术;如果伤口暴露时间太长,又有局部红、肿、热、痛等炎症现象时,在医生处理前,应以消毒纱布覆盖伤口并暂时包扎。

伤口较大、较深时,常会伤及小动脉,压迫伤口仍出血不止,需要间接压迫动脉才能止血。在压迫止血的同时,抓紧时间送往医院,请勿拔除嵌入的物品。

二、闭合性软组织损伤的治疗方法

闭合性软组织损伤有:软组织挫伤、肌肉拉伤、关节韧带扭伤、滑囊炎、肌腱腱鞘炎等。

(一)急性闭合性软组织损伤

急性闭合性软组织损伤的特点:发病急且病程短,病理变化和临床症状明显。

1. 早期(24～48 小时内)

(1)处理原则

制动、止血、防肿、镇痛和减轻炎症。

(2)治疗方法

①立刻停止运动。冷敷、加压包扎(24 小时后解除)、局部制动、抬高患肢。

②外敷新伤药(消炎、止痛、减轻炎症)。

③伤后疼痛剧烈者,可服止痛药(云南白药、苯巴比妥、杜冷丁、吗啡等);肿胀明显者,可服跌打丸、七厘散、三七粉等。

2. 中期(24～48 小时之后)

(1)处理原则

改善伤部的血液和淋巴循环,促进瘀血、渗出液的吸收和坏死组织的清除,加速组织的修复,防止粘连的形成。

(2)治疗方法

理疗、按摩、针刺、拔罐和药物疗法(贴膏药),适当功能锻炼等。

3. 晚期

(1)处理原则

消除瘢痕和组织粘连,恢复和增强肌肉、关节的功能。

(2)治疗方法

按摩、理疗、中药熏洗和功能锻炼。

(二)慢性闭合性软组织损伤

人体对长期、反复、持续的姿势或动作在局部产生的应力,是以组织的肥大、增生为代偿,超越代偿能力即形成轻微损伤,累积、迁延而成慢性闭合性软组织损伤。

1. 病因

(1)研磨力量是造成关节慢性损伤的主要原因。

如膝关节伸直时,两侧副韧带处紧张状态,关节稳定,无旋转动作。当膝关节半屈曲时,股骨髁与半月板的接触面缩小。由于重力影响,半月板的下面与胫骨平台的接触比较固定,这时膝关节猛烈的旋转所产生的研磨力量会使半月板发生破裂,半蹲或蹲位工作最容易发生半月板损伤。如足球运动员射门时,一足着地,膝关节半屈曲,另一足起脚射门,如果射门方向不在正前方,势必要扭转躯干,此时股骨内髁急骤内旋,内侧半月板会挤在股骨内髁与胫骨平台之间而发生破裂。软骨的慢性损伤包括关节软骨及骨骺软骨的慢性损伤。

(2)骨的慢性损伤主要指在骨结构较纤细及易产生应力集中部位的疲劳骨折。

(3)由于反复细微损伤的积累或急性损伤后处理不当,导致软组织发生以变性和增生为主的病变。

2. 特点

发病缓慢、症状不明显、不易修复。

3. 软组织损伤的处理原则与治疗方法

(1)处理原则

①合理地安排局部的负荷量。本病是慢性损伤性炎症所致,所以限制致伤动作、纠正不良姿势、增强肌力、维持关节的不负重活动、定时改变姿势使应力分散是治疗的关键。练习时合理使用保护带,以防止劳损加重。

②促进局部血液循环和组织的新陈代谢,减少粘连,改善症状。加强局部治疗,改善伤部代谢,消除水肿,防止深痕粘连与收缩。

(2)治疗方法

①同于急性损伤的中、后期。按摩、理疗、中药熏洗,可局部涂擦外用非甾体抗炎药或中药制剂,再热疗可收到较好的近期效果。注意治疗与功能锻炼相结合。

②必要时可局部注射肾上腺皮质激素(醋酸泼尼松龙、可的松等),有助于抑制损伤性炎症。

(三)常见的闭合性软组织损伤

1. 肌肉拉伤

肌肉主动强烈的收缩或被动过度的拉长所造成的肌肉微细损伤、肌肉部分撕裂或完全断裂,称为肌肉拉伤。是最常见的运动损伤之一。

肌肉拉伤后,拉伤部位剧痛、肿胀,用手可摸到肌肉紧张形成的索条状硬块,触疼明显,局部肿胀或皮下出血,活动明显受到限制。伤后立即在痛点用氯乙烷喷雾或冰袋冷敷,使小血管收缩,减少局部充血、水肿,切忌搓揉及热敷。用绷带适当加压包裹损伤部位,防止肿胀,抬高伤肢。

24～48 小时后拆除包扎。根据伤情外贴活血和消肿胀膏药,可适当热敷或用较轻的手法对损伤局部进行按摩。

2. 软组织挫伤

软组织挫伤是指钝性外力直接作用于人体某部而引起的一种急性闭合性损伤。棒打、冲撞、跌倒是最常见的原因,如运动中相互冲撞、踢打或身体碰撞在器械上,造成局部和深层组织的挫伤。最常见的挫伤部位是大腿与小腿的前部,头和胸、腹部的挫伤。

(1)单纯性挫伤

单纯性挫伤是指皮肤和皮下组织(包括皮下脂肪、肌肉、关节囊和韧带)的挫伤。

伤后局部有疼痛、肿胀、组织内出血、压痛和运动功能障碍。疼痛一般持续约24 小时;疼痛程度因人而异,与挫伤的部位及伤情轻重有关;挫伤后的出血程度及深浅部位与伤情轻重有关;挫伤后的出血程度及深浅部位不同,如皮肤出血(瘀点)、皮内和皮下出血(瘀斑)或皮下组织的局限性血肿等。

少数患者挫伤部位续发感染化脓,肌肉挫伤(如股四头肌)有时会出现骨化性肌炎。较重的挫伤,若妨碍肢体的血液循环,则会引起局部肌肉的缺血性挛缩,其早期症状是肢体末端出现青紫、肿胀、麻木、发凉、运动障碍,3 周后症状消失,但手或足逐渐挛缩于屈曲位。

伤后立即给予局部冷敷、加压包扎、抬高伤肢并休息。较轻的挫伤受伤24～48 小时后,可拆除包扎,用活血化瘀叮剂或局部用伤湿止痛膏贴,进行温热疗法、理疗和按摩。肿胀、组织内出血约一周后可吸收消失。疼痛较重者,可内服镇静、止痛药物,用云南白药加白酒调敷伤处并包扎,隔日换药,理疗、按摩;血肿严重者,可拔火罐。

股四头肌和腓肠肌挫伤时,应注意严密观察,若出血较多,肿胀不断发展或肿胀严重而影响血液循环时,应将伤者送医院进行手术治疗,取出血块,缝合出血血管。

在伤情允许的情况下,应尽早进行伤肢的功能锻炼,逐渐增加关节的活动幅度。股四头肌挫伤时,当病情已稳定,患者可以控制股四头肌收缩时,才可开始做膝关节的屈伸活动,先做伸膝练习,屈膝练习宜晚些。之后逐渐增加抗阻力练习,配合按摩、理疗等,直至关节活动功能恢复正常。

(2)混合性挫伤

在皮肤和皮下组织受到挫伤的同时,还合并其他组织器官的损伤,如头部挫伤合并脑震荡或脑溢血,胸部挫伤合并肋骨骨折,腹部挫伤合并肝、脾破裂等,患者出现局部征象外,常可发生休克。

混合性挫伤并出现休克的伤者,经急救处理后,应尽快送到医院。

3. 关节韧带扭伤

运动中由于外力使关节活动超出正常生理范围,造成关节韧带拉伤、部分断裂或完全断裂,称作关节韧带扭伤,多发部位在膝关节、踝关节、腕关节及腰部。

关节韧带扭伤后,局部肿胀、疼痛、压痛,有皮下出血的可看见青紫区。

早期正确处理关节韧带扭伤非常重要。因为韧带组织不易再生恢复,如果处理不当或误诊而转成慢性疾病,可能遗留功能障碍,且以后易再次扭伤。

急性扭伤后立即停止活动,局部冷敷损伤部位,用绷带加压包扎防止肿胀。韧带完全断裂或怀疑并发骨折的,在固定包扎后送医院做进一步检查和治疗。

24～48 小时后,可用热敷、理疗,促进血液循环。进行温热敷时,温度不要太高,时间不宜太长,以免加重组织液渗出、发生水肿或再出血。为了促进关节功能的恢复,应注意动静结合,在没有疼痛感觉的前提下进行早期活动。基本痊愈后,应加强关节周围肌肉的力量练习,提高关节的相对稳定性。

第四节　运动损伤常用处理方法

一、物理疗法

应用自然界的各种物理因子和人工方法,如电、光、声、磁、热、冷、矿物质和机械等因素作用于人体,以预防和治疗疾病的方法,称为物理疗法,简称理疗。

(一)冷疗法

冷疗法是运用低于人体温度的物理因子刺激,作用于机体的局部或全身,来进行治疗的一种物理疗法。

1. 冷疗法的目的

(1)冷敷能降低局部组织温度,使血管收缩,减轻局部充血,并抑制神经的感觉,缓解疼痛,具有止血、镇痛、防止或减轻肿胀的作用。常用于急性闭合性软组织损伤的早期,伤后立即使用,冷敷后应加压包扎并抬高伤肢。

(2)冷疗使局部血流减少,降低细胞的新陈代谢和细菌的活力,限制炎症的扩散。适用于炎症早期。

(3)冷敷直接与皮肤接触,通过传导与蒸发的物理作用,使体温降低。头部使用冰帽可降低头部温度,防治脑水肿。适用于运动性中暑等。

2. 方法

(1)使用冰袋或用冰块冷敷

使用冰袋,或将冰块装入塑料袋或橡胶囊内,在伤部冷敷,或缓慢移动摩擦

15～20分钟,最长不超过30分钟;如条件限制,可用冷水浸泡伤部,或将冷水毛巾置于伤部,2～3分钟更换一次。

(2)冰水浸浴

将受伤的上肢或下肢浸入含有碎冰的冰水(0～4℃)桶中,数秒钟后提出。伤肢复温后再重复浸入,30分钟内可重复3～5次。

(3)使用寒冷气雾剂(氯乙烷)冷疗

用寒冷气雾剂做局部喷布冷敷时(面部不宜采用),氯乙烷接触皮肤后,迅速气化,同时带走大量热量,可使局部迅速降温。喷射出的细流应与皮肤垂直,瓶口距皮肤20～30厘米,每次10～20秒,不可喷射过多,以防发生冻伤。

3.影响冷疗效果的因素

(1)方法

使用干冷法的温度应比湿冷法的低一些,才会达到治疗效果。

(2)面积

冷疗应用产生的效应与应用面积的大小有关。应用面积越大,产生的效应越强;应用的面积越小,效应就越弱。但面积过大,机体的耐受性差,容易引起全身反应。

(3)时间

冷疗应用需要有一定的时间才能产生效应,而此效应是随着时间的延长而增强的。但应用时间过长,则会发生继发效应,反而抵消治疗效应,有时还可引起不良反应,如冻伤,通常以冷冻引起的麻感消失为宜。

(4)温度差

冷疗法的温度与体表的温度相差越大,机体对冷的刺激反应越强烈;反之对冷刺激的反应越小。其次,环境温度也可能影响冷疗效应。

(5)部位

身体皮肤有厚有薄,如手和脚的皮肤较厚,对冷刺激的耐受力强;而躯体的皮肤较薄,对冷的刺激较为敏感。血液循环的情况也会影响冷疗效果。

(6)个体差异

不同的机体状态、精神状态、年龄、性别、局部皮肤对冷的耐受力也有所差异。所以用同一强度的温度刺激,会产生不同的效应。老年人的感觉功能减退,故对冷刺激的反应比较迟钝;儿童的体温调节中枢发育不完善,对冷刺激反应较为强烈。

(二)热疗法

热疗法是用高于人体温度的物体作用于人体表面,引起血管舒张,改变机体体液循环和新陈代谢,达到治疗疾病的作用的方法。

1.热疗法的目的

热疗能扩张局部血管,增强血液和淋巴循环,减轻深部组织充血,提高组织的新陈代谢;解除肌肉痉挛,加速瘀血和渗出液的吸收,促进损伤组织的修复和炎症的消退,具有消肿、解痉、减轻疼痛、减少粘连和瘢痕增生、促进组织愈合的作用。

常用于急性闭合性软组织损伤的中、后期和慢性损伤的治疗。

2. 热疗法的方法

热疗有湿法和干法两大类。一般来说,湿热法的效果要优于干热法,使用干热法的温度应比湿热法的高一些。

(1)湿热疗法

包括热敷、蜡疗、熏蒸、热水浴等。

热敷时采用热水毛巾置于痛处,每天1～2次,每次20～30分钟。毛巾无热感时要立即更换,热敷的温度要适当,以防发生烫伤。

由于石蜡比热较大、导热性较差,当石蜡熔解时吸收大量的热,冷却时慢慢地将热量释放出来。蜡疗时(如刷蜡法或浸蜡法)涂在皮肤上的第一层蜡与皮肤并不绝对接触,中间留有一空气层,故能使皮肤耐受较高温度(60～70℃)。此外,由于空气和汗液水分不能通过石蜡使热量向四周扩散,故石蜡的保温能力较强。石蜡的这些特性使其能对机体产生较强的温热作用,通过温热的局部和远隔效应,可达到促进血液循环、消炎、镇痛的作用。

蜡疗前先清洁皮肤,仔细擦干;多毛处需先剃毛或涂上凡士林。根据患病部位和病情选择适当的治疗方法。

①刷蜡法:用排笔样毛刷蘸少量50～60℃的蜡液,迅速刷于患部,待蜡冷却凝成薄膜后再继续刷蜡,直至蜡膜厚度达0.5厘米。治疗时间30～60分钟。此方法适用于腰、背、腿部陈旧伤。

②浸蜡法:又称蜡浴疗法,适用于手、足部位。使容器中蜡液温度降到55℃左右,将手或足浸入蜡液,再迅速提起。首次浸入时可能有轻微灼痛感。待蜡膜形成后再反复浸入,因蜡膜的形成,除感温热外,疼痛感消失,直到蜡套厚度达0.5厘米;各次浸蜡高度都应低于首次水平,以防烫伤无保护层的皮肤。手部治疗时应将手指明确分开。此后将手或足放入浴槽不再提出,待蜡液完全冷凝后,取出手或足,治疗结束。每次可进行30～60分钟。此种方法保温时间较长。

注意事项:治疗前认真测量石蜡的温度。皮肤有破损、感觉神经功能障碍者慎用。

(2)干热疗法

包括热水袋、热沙或热盐袋外敷,红外线照射等。将热水袋置于痛处,每天1～2次,每次20～30分钟。热水袋的温度为70～80℃,患处铺几层干毛巾,再放上热水袋,以防发生烫伤。

红外线照射治疗时,先把红外线灯预热2～5分钟,然后把红外线灯移向伤部的上方或侧方,灯距一般为30～50厘米,照射剂量以伤员有舒适热感、皮肤出现桃红色均匀红斑为度。如伤员自觉温度过高时要适当增大灯距,汗液应擦去。每天

1～2次,每次15～30分钟。

(三)超声波疗法

超声波疗法是将超声波作用于人体以达到治疗目的的方法。理疗常用频率为800～1 000千赫,用于急性软组织损伤的中、后期和慢性损伤的治疗。

超声波在介质内传播时,对人体组织内物质和微小细胞有"微细按摩"的作用,可以改善血液和淋巴循环,加快细胞膜的弥散过程,从而改善新陈代谢,提高组织再生能力;能使坚硬的结缔组织延长、变软,软化疤痕、松解组织粘连等。

超声波能降低感觉末梢的兴奋性,有明显镇痛作用。小剂量超声波多次投射可促进骨骼生长、骨痂形成;中剂量超声波作用时用于骨关节创伤修复。

常用直接接触法,将超声波声头直接和治疗部位的皮肤接触进行治疗,也可在皮肤和声头之间加接触剂,如石蜡油、凡士林等。

(1)移动法。治疗时声头轻压皮肤,在治疗部位做缓慢移动,移动速度以每秒1～2厘米为宜。常用强度0.5～1.5W/cm²,时间5～10分钟。该法最常用。

(2)固定法。将超声波声头以适当压力固定在治疗部位。此法易过热而发生"骨膜疼痛反应",治疗剂量宜小,常用强度为0.2～0.5W/cm²,时间3～5分钟。

每天治疗1次,治疗6～8次为1疗程。

(四)音频电疗法

音频电疗法指应用2 000～5 000赫兹等幅正弦的中频电流进行治疗疾病的方法。常用于急性软组织损伤的中、后期和慢性损伤的治疗。

通过音频电疗法,能预防和控制感染,消肿和减轻疼痛,促进局部血液循环;刺激组织再生,促进结缔组织纤维吸收,加速伤口愈合、预防瘢痕组织的形成;软化瘢痕、松解组织粘连,消散慢性炎症及硬结,改善因瘢痕挛缩而引起的功能障碍。

将宽1～1.2厘米、长20～30厘米的电极(铜片或铝片),用生理盐水浸湿的纱布包好,安放在身体损害部位的上下两端或两侧,用绷带固定,将夹子分别夹在两电极上,选择患者能耐受、舒适的电流强度。每日1次,每次20～30分钟,10～15次为1疗程。

二、按摩疗法

按摩疗法是运用手、指的技巧,在人体皮肤、肌肉组织上连续动作来治病的方法。

按摩是以中医的脏腑、经络学说为理论基础,并结合西医的解剖和病理诊断,作用于人体体表的特定部位以调节机体生理、病理状况,达到治疗目的的方法。

按摩是治疗软组织损伤的重要方法,能使局部血管扩张,增加血液和淋巴液等循环,以改善局部组织的营养状态,促进新陈代谢及滞留体液或病理渗出物的吸收;诱导深部组织的血液流向体表,或使一部分血液瘀滞于局部,或使深部组织充血,以减低体内或其他部位的充血现象,促进病理产生物的消散;调节肌肉机能,增强肌肉弹性、张力和耐久性,缓解病理紧张并促进排出有毒代谢产物;影响神经机能,使其兴奋或镇静,振奋精神,或解除疲劳。

临床上使用的按摩手法很多,常用有推揉类、按拍类、捏拿类、牵抖类、运动类。

三、拔罐疗法

拔罐疗法是以杯罐为工具,借热力排去罐内的空气,造成罐内负压,使罐吸附在皮肤或穴位上,引起局部毛细血管扩张及皮下瘀血,而达到治疗疾病的方法,多用于陈旧性软组织损伤的治疗。

(一)火罐的选择

最常用的火罐是大小不同的竹罐和玻璃罐。

拔罐时,要根据不同部位选择适宜的火罐。一般而言,面积大、肌肉厚的部位,宜用大或中罐;面积小、肌肉薄的部位,宜用小罐。

(二)点火的方法

最常用的点火方式是投火法和闪火法。

1.投火法

投火法是把小纸片或酒精棉球点燃后投入罐内,迅速把罐扣压在应拔罐的部位上。此法只适宜于侧面横拔,以免已燃的纸片或酒精棉球掉在皮肤上而引起烫伤。

2.闪火法

闪火法是用镊子夹住点燃的酒精棉球或纸片,伸入罐内,沿罐壁中段绕一圈后迅速抽出,立即把罐扣压在应拔罐的部位上。如图 3-42 所示。

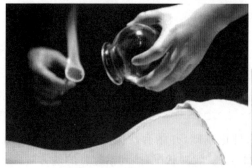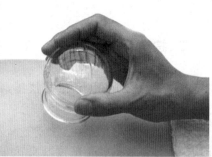

图 3-42　闪火法拔火罐

（三）留罐的时间

留罐的时间要根据罐的大小及吸力的强弱而定。

罐大、吸力强的可拔 3～5 分钟；罐小、吸力弱的可拔 10～20 分钟。天气寒冷时，留罐时间可稍延长；天气炎热时，留罐时间宜缩短，以免出现水泡。

（四）起罐的方法

一手扶住罐身，另一手的手指按压罐口边的皮肤，将罐搬斜，使空气进入罐内，罐即自然脱落。不可硬拉或旋转，以防损伤皮肤。

（五）注意事项

（1）患者体位要舒适；拔罐时动作要快、准、稳。

（2）拔罐一般选择肌肉厚、富有弹性的部位，毛发和骨骼凹凸处不宜使用，以免掉罐；皮肤有溃疡、孕妇的腹部和腰骶部均不宜拔罐。

（3）用于点燃酒精棉球的酒精为无水酒精或 95％酒精。消毒皮肤的酒精是 75％酒精。

四、药物疗法

用于治疗运动损伤的药物分新伤药和旧伤药。前者作用是退热、消肿、止痛，主治闭合性软组织损伤的早期和伤部有红肿热痛者。后者作用是舒筋、消肿、止痛、续断生新，主治闭合性软组织损伤的后期（受损伤一月以上，经常疼痛）及慢性损伤。

（一）中草药疗法

中草药治疗运动损伤，具有独特、系统的治疗法则和丰富多样的治疗方法，有内外兼治、经济有效、操作简便、疗效较佳的特点。中医治疗创伤时有外治和内治方剂，前者有各种外敷药、外搽药、渗透药、膏药和熏洗熏药，后者有各种丸剂、散剂、丹剂、酒剂和汤剂。要根据不同的伤病、病情、病期、体质状况、年龄、性别等采取不同的治疗方法与方剂。

1. 中草药治疗运动损伤的应用方案

（1）运动损伤初期

运动损伤发生后组织撕裂或断裂，血管破裂出血，组织液、淋巴液渗出，可见皮下瘀血、肿胀，形成血肿块，出现疼痛。此时宜用活血化瘀生新剂，如急性闭合性软组织损伤外敷 1 号新伤药，骨折者可外敷 1 号接骨药等。并根据局部和全身状况，注意外敷药的加减和内服药的使用。如口服强筋丸，每次 1 丸，每日 2 次；或服铁弹丸,每日 1～3 丸,每日 2 次等。

(2)炎症反应及肿胀期

此时局部出血已停止,出现反应性炎症。局部血管扩张,吞噬细胞渗出,同时因淋巴管有损伤性阻塞,渗出液不能由淋巴管排出,因而除血肿外,还有水肿。此时宜用清热消炎、活血化瘀、行气通络药,如外敷 2 号新伤药、消肿散等。

(3)肉芽组织机化期和瘢痕期

伤部血肿开始吸收,肉芽组织已形成,最后形成瘢痕,或发生瘢痕收缩可引起关节运动功能障碍和局部组织变弱。此期宜用温经通络、活血化瘀、强筋壮骨药,如外敷旧伤药或熏洗药等。

2.治疗运动损伤的中成药

有云南白药、跌打丸、七厘散、三七片、伤痛宁片等。这些药都有活血散瘀、消肿止痛的作用,宜用于较严重损伤早期和中期,轻伤不需内服中成药。

3.治疗闭合性软组织损伤的方剂

(1)1 号新伤药(郑怀贤方)

黄柏 40 克,延胡索、血通各 15 克,白芷、木香各 12 克,羌活、独活各 8 克,血竭 4 克,研碎成粉。主治急性闭合性软组织损伤早期,伤部有红肿热痛者,具有清热消炎、活血化瘀、消肿止痛的作用。使用时取适量药粉加水或蜂蜜调成稠糊状,摊在油纸或塑料纸上外敷于伤部,每日更换一次。

(2)2 号新伤药(郑怀贤方)

红花、血竭、牛膝、木通、檀香、羌活、独活、海桐皮、元胡各 9 克,大黄、川芎、木香、白芷各 15 克,黄柏 30 克。主治急性闭合性软组织损伤早期,有红肿热痛者。用法同 1 号新伤药。

(3)消肿散

生大黄 150 克,山枝、血竭、地鳖虫、蒲公英、乳香、没药各 30 克,研碎成粉。主治急性闭合性软组织损伤早期,伤部有红肿热痛者。具有清热、消肿、止痛的作用。使用时取适量药粉用水调成糊状,摊在油纸上,外敷 1～2 天更换一次。

(4)活血生新剂

宫桂 15 克,生川乌、生草乌、生南星、乳香、没药、木香、木通、续断各 9 克,土鳖、红花、刘寄奴各 12 克,研成粉末。主治急性闭合性软组织损伤中期,有祛寒、活血化瘀、生新、消肿的作用。使用时取适量药末加水及少量酒精和凡士林调成糊状,煮沸后冷却至 50℃左右,趁热外敷患处。两天换一次。

(5)海桐皮熏洗剂

海桐皮 30 克,透骨草、当归、红花、苏木、威灵仙、五加皮、羌活、独活、白芷、川椒各 9 克。主治急性闭合性组织损伤后期或慢性损伤,有舒筋活络、活血化瘀、祛风湿的作用。使用时先将上药煎汤,趁热将药汤倒入盆中,先熏后洗。每天 1～2 次,每次 30 分钟左右。

（二）药物痛点注射

药物痛点注射疗法又称为封闭疗法，是将不同剂量和不同浓度的药物注入到损伤或有病变的部位或组织内，利用其局部麻醉作用，减少局部病变对中枢的刺激，改善局部营养，促进损伤痊愈的一种治疗方法。

1. 适应症

封闭疗法常用于腱鞘炎、骨质增生症、肩周炎、肌肉附着点痛、筋膜痛等非细菌性炎症引起的疼痛治疗，对有局限压疼点的疗效最佳。适用于全身各部位肌肉、韧带、筋膜、腱鞘、滑膜的急、慢性损伤或退行性病变，骨关节病亦适用。

封闭疗法疗效确切，具有良好的消炎止痛效果，选择患处压痛最明显处作为进针点。但封闭注射若不按规范的操作进行，可引起细菌性感染、腱鞘脓肿、肢端坏死等严重的并发症。

2. 常用药物

（1）封闭疗法药物通常由麻醉药和激素类药物组成

麻醉药为局麻药物，如普鲁卡因、利多卡因、布比卡因、丁卡因等。激素类药物有泼尼松、醋酸强的松龙、得宝松等。局麻药的作用为暂时阻断局部神经传导，使这些神经支配的相应区域产生麻醉作用，从而缓解疼痛感。激素的作用为消炎、止痛和松解粘连等。

（2）其他药物

复方丹参注射液、复方当归注射液、威灵仙注射液、夏天无注射液等。

3. 注意事项

药物用量不要太大，间隔时间不能太短。

一般剂量为每次 12.5～25 毫克，每隔 5～7 天封闭 1 次，3～4 次为一疗程，最多不超过两个疗程，否则激素类药液在局部积聚，抑制纤维组织形成，使局部组织变性、变脆弱。封闭注射后，由于药物反应，局部可出现肿胀疼痛，一般 48 小时后可缓解并消失，如果 72 小时后仍有红肿、发热，应考虑是否有急性化脓性感染。

五、针灸疗法

针灸是针法和灸法的合称。

（一）针法（即毫针法）

毫针是最常用的针具，由不锈钢或合金制成。把毫针按一定穴位刺入患者体内，运用捻转与提插等针刺手法来治疗疾病。它是一种"从外治内"的治疗方法，通过经络、腧穴的作用，以及应用一定的手法，来治疗全身疾病。通过针刺人体穴位并给以一定量的刺激，可以"通其经络，调其气血"，调和阴阳，扶正祛邪。如图3-43所示。

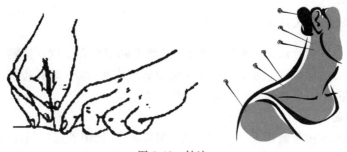

图 3-43 针法

1. 针刺深度和感觉

针刺深度应根据年龄、体质、部位和病情而定,一般以既有针感而又不伤及脏器为原则。

进针后,患者自觉在针刺部位出现酸、胀、重的感觉,称为"得气"或"针感"。针感的有无及强弱,直接影响治疗效果。一般"得气"迅速效果好,"得气"慢效果差,无"得气"则可能无效。

针刺入病人体内后,病人局部产生酸、麻、胀、重的感觉不是存在于病人表皮,而是来源于针尖所到的部位,针尖所到之处的一大片区域产生这几种感觉,产生感觉的部位可以达到直径 5 厘米,甚至更大。

2. 针刺手法

基本手法有提插法和捻转法,辅助手法有刮柄法、弹针法、震颤法。如图 3-44所示。

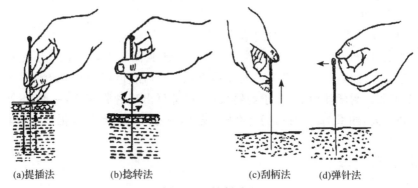

(a)提插法　(b)捻转法　(c)刮柄法　(d)弹针法

图 3-44 针刺手法

(1)提插法:将针从浅层插向深层,再由深层提到浅层,如此反复上提下插。

(2)捻转法:将针插入一定深度后左右来回旋转的方法。

(3)刮柄法:以左手拇指、食指夹持针身,使针固定,右手拇指抵住针尾,用食指甲由下而上地刮动针柄,以增强针感。

(4)弹针法:以手指轻弹针柄。

(5)震颤法:以拇、食、中指夹持针柄,用小幅度、快频率的提插捻转使针身发生轻微震颤。

3.留针时间

留针时间 15～30 分钟。出针时,先用左手拇、食指持棉球按压在针旁皮肤上,右手持针轻策捻转并上提至皮下,稍停后随即出针,并用消毒棉球按压皮肤针孔,以防出血。

(二)灸法

灸法是把燃烧着的艾绒按一定穴位熏灼皮肤,利用热的刺激来治疗疾病。把艾绒制成艾炷或艾条,点燃后在体表的一定穴位上进行熏灼、烧灼、温熨,借灸火的温和热力以及药物的作用,通过经络的传导,起到温通气血,扶正祛邪,治疗疾病和预防保健的目的,在运动损伤中多用于治疗陈旧性或慢性软组织损伤。

1.施灸方法

(1)艾炷灸法:用艾绒做成圆锥形的艾炷施灸,根据艾炷是否直接置放在皮肤上,可分为直接灸和间接灸。

(2)艾条灸法:将艾绒用纸卷成长条形施灸,根据艾条直接烧灼皮肤和与皮肤有一段距离,分为实按灸和悬起灸两类。

(3)温灸法:用特殊的温灸器(如温筒、温盒)施灸。

(4)温针灸法:在毫针刺入穴位后的留针期间,在针柄上套以艾条施灸。

2.施灸手法

常用施灸手法有隔姜灸、温和灸、回旋灸和雀啄灸等。如图 3-45 所示。

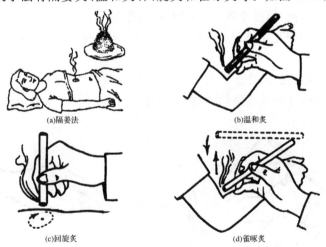

(a)隔姜法　　(b)温和灸

(c)回旋灸　　(d)雀啄灸

图 3-45　灸法

(三)针灸疗法的优点

(1)有广泛的适应症,可用于多种疾病的治疗和预防。

(2)治疗疾病的效果比较迅速和显著,特别是具有良好的兴奋身体机能,促进血液循环,提高抗病能力和镇静、镇痛等作用。

（3）操作方法简便易行,医疗费用经济。

（4）没有或极少有副作用,基本安全可靠,又可以协同其他疗法进行综合治疗。

（四）其他针刺方法

1.温针法

温针法是在毫针针刺后于针尾捻裹艾绒,燃点加温以治疗疾病的一种方法。主要用于关节酸痛、腹部冷痛等病症。

按疾病的需要选取穴位,针刺得气后,将针留在一定深度,在针柄装上小枣大的艾绒,捻紧防止脱落。也可取 1.5～2 厘米长的艾条,插在针柄上,然后从下端点燃,直到艾团烧完为止。为防止艾火脱落灼伤皮肤,可在穴区垫一张硬纸片。

2.火针法

火针法是将特制的针具用火烧红以后刺入一定的部位以治疗疾病的方法。用得较多的病症为风湿痛、神经性皮炎等。

根据病情选定穴位,用 2% 碘酒消毒后,再用 75% 酒精棉球脱碘。将针在酒精灯上自针身向针尖逐渐烧红,对准穴位,迅速刺入,稍停,随即退出,然后用消毒棉球按揉针孔。针刺时,须细心谨慎,动作要敏捷,一刺即达到所需深度。深刺的深度在 1～1.7 厘米。

3.皮肤针法

皮肤针法是一种多针浅刺人体腧穴或特定部位达到防治疾病目的的针刺法。主要用于头痛、近视、神经衰弱、胃肠道疾病治疗等。

叩刺时,针尖刺及皮肤表面立即弹起。每分钟叩刺 100 次左右。

4.刺络法

刺络法,又称为放血法。常用针具有三棱针(用不锈钢制成,针长约 6 厘米,针柄稍粗呈圆柱形,针身呈三棱状,尖端三面有刃)、梅花针(为集针五枚,形如梅花)。如图 3-46 所示。

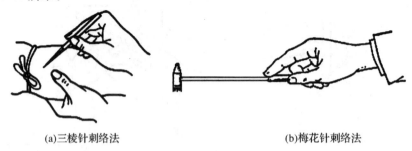

(a)三棱针刺络法　　　　　　　　　　　(b)梅花针刺络法

图 3-46　刺络法

（1）点刺法

先推按所选择的部位或穴区,使它充血,消毒后,以左手夹持被刺穴区,右手拇指、食指捏住三棱针针柄,中指指腹紧靠针身下端,针尖露出 0.1～0.2 厘米,迅速刺入,立即出针,轻轻挤压针孔周围,出血少许,然后用消毒干棉球按压止血。如图3-47 所示。

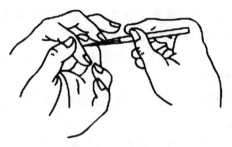

图 3-47　三棱针点刺法

（2）叩刺法

梅花针叩刺法有压击法和敲击法。根据患者体质、病情、年龄、叩打部位的不同,有弱、中、强三种强度。叩刺部位须准确,每叩刺一针,针与针之间的距离在0.3～1厘米。一般每日叩刺一次,连续治疗 7～10 日为一个疗程,慢性软组织损伤可持续治疗几个疗程,疗程之间间隔 3～5 日。叩刺法多用于急、慢性软组织损伤有较严重瘀血者,常与拔罐法结合。

（3）丛刺法

用三棱针在一个较小的部位反复点刺,使其微微自然出血,常与拔罐法结合。丛刺法多用于急、慢性三棱针软组织损伤。

（4）挑刺法

用左手按压施术部位两侧,或捏起皮肤,使皮肤固定,右手持三棱针迅速刺入皮肤 1～2 毫米,随即将针身倾斜挑破皮肤,使之出少量血液或少量黏液。也可以再刺入 5 毫米左右深,将针身倾斜并使针尖轻轻挑起,挑断皮下部分纤维组织,然后出针,覆盖敷料。此法常用于肩周炎、颈椎综合征、失眠、血管神经性头痛等。

5. 皮内针法

皮内针法又称埋针法,是将一种特制的针具留置于皮内或皮下（图 3-48）,进行较长时间刺激的一种方法。它是毫针留针法的发展。

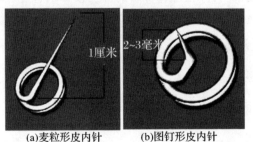

(a)麦粒形皮内针　　(b)图钉形皮内针

图 3-48　皮内针形状

针刺前针具和皮肤(穴位)均进行消毒。由于皮内针要在皮内留置较长的时间,故选取的穴位应该不妨碍人体正常的活动,多选用耳穴。

（1）颗粒形皮内针刺法

皮肤严格消毒后，以镊子夹住针柄，沿皮下将针斜刺入真皮内，进针 0.5～1 厘米，皮内针刺入皮内后，在露出皮外部分的针身和针柄下的皮肤表面之间粘贴一块小方形（1 厘米×1 厘米）胶布，再以长条胶布顺针身的进入方向粘贴固定。这样就可以保护针身固定在皮内，不致因运动的影响而使针具移动或丢失。

（2）撤针形皮内针刺法

皮肤严格消毒后，用镊子夹住针圈，对准穴位直压刺入，使针圈平附于皮肤上，再以小块胶布粘贴固定。

皮内针法多用于某些疼痛性疾病和久治不愈的慢性病，如神经性头痛、面神经麻痹、腰痛等。

第五节　运动损伤的外固定疗法

运动损伤治疗的固定疗法分为外固定和内固定两大类。

常用外固定疗法有：布类固定、夹板固定、石膏固定、牵引固定、支架固定及外固定器固定。

外固定疗法能有效地稳定损伤局部，消除不利损伤修复的有害因素；在保证固定作用可靠的前提下，允许患肢肌肉与关节有较大范围的活动度；能根据患肢肿胀变化，及时调整外固定的松紧度，以保证其固定效能；外固定对肢体软组织及血运基本无影响。

一、布类固定

用绷带、胶布或某些特制器械，将患病部位按要求包扎固定，以利于损伤组织恢复的治疗方法。包括布类、扎带、纱布绷带、弹性绷带、肌肉绷带、三角巾、油纱布、保护支撑带等。

（一）绷带包扎

使用绷带进行固定和保护受伤部位。

（二）三角巾包扎法

使用三角巾，对不便上绷带的伤口进行包扎和止血。对保护较大创面、固定夹板、手臂悬吊等，常用三角巾包扎法。

（三）保护支持带

保护支持带在运动损伤的预防、治疗和康复中被广泛地应用，正确使用保护支持带，能促进损伤组织愈合和防止再伤。

保护支持带包括各种护具（如护腕、护肘、护腿、护膝、护踝及护腰等）、粘膏、弹力绷带、纱布绷带、肌内效贴布等，运动中利用保护支持带包扎固定，对关节、韧带和肌肉等内部组织的保护比通用护具更为有效，能够达到预防和保护运动器官的目的。

肌内效贴布是一种带有弹性的超薄透气胶带，有不同的宽度、颜色和弹性，延展性强，可达原始长度的 120%～140%，并对皮肤产生一定的压力。可以根据需要剪切成不同的形状，贴在需要治疗的皮肤、肌肉和关节上。

1. 保护支持带的作用

（1）限制关节的活动范围，保持关节的稳定性，防止受伤韧带或其他组织的松弛。

（2）限制肌肉、肌腱超常范围的活动，避免已伤组织再伤，有利修复。

2. 使用保护支持带的原则

使关节能固定于相对适宜的位置，受伤组织不再受到牵扯，活动时不使疼痛加重。

3. 保护支持带的使用范围

（1）急性损伤

使用前必须仔细检查关节的稳定性，如果韧带已完全断裂，不能使用。

使用时应特别小心，若太紧常常会影响血液循环，引起局部肿胀及出血。

（2）以预防为目的的支持带

在膝关节、踝关节使用粘膏支持带，可预防运动员关节扭伤及韧带断裂。

肌内效贴布能增强受损肌肉的收缩能力，减少肌肉过度伸展而导致的疼痛，降低肌肉疲劳及痉挛的发生概率；改善局部血液及淋巴循环，缓解局部水肿和炎症；增加关节活动度，改善肌力，增加关节稳定性；刺激皮肤、肌肉，矫正皮下组织的非正常排列，提高痛阈，有镇痛效果。如图 3-49 所示。

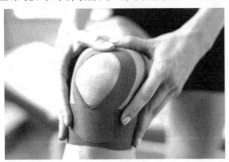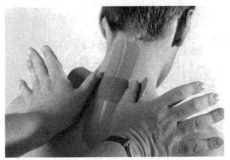

图 3-49　肌内效贴布（膝关节部位、颈椎部位）

（3）在创伤的康复中使用支持带

在损伤后和组织愈合过程中,粘膏支持带被广泛应用,其可促进组织修复,避免局部再次受伤。

4.保护支持带的注意事项

（1）为避免拆除粘膏支持带时引起疼痛,在使用前应将局部汗毛剃去。

（2）选用粘膏的宽窄应与损伤部位相符,粘贴时要平整、贴牢。

（3）避免用连续环形缠绕的方法,必须使用时,应注意其血液循环情况。要松紧适度、环转合理,避免支持带因运动牵拉而打卷或脱落。

（4）有皮肤病或炎症者禁用。

（5）使用时间一般不持续超过一周,严重损伤需固定较长时间的肢体,支持带要保持在功能位。

5.保护支持带的使用方法

使用原则是将关节固定于相对适宜的位置,受伤组织不再受牵扯,活动时疼痛不加重,支持易受伤韧带,保护受伤部位或曾损伤过的部位。使用方法要正确,否则会加重伤情。

（1）指间关节扭伤使用方法

指间关节扭伤用两条粘膏支持带将伤指和相邻的健指固定在一起,注意固定的位置不要妨碍关节的屈伸,如图 3-50(a)所示。

（2）第一掌指关节扭伤使用方法

第一掌指关节扭伤用一条粘膏支持带将第一掌指关节固定,防止该关节过伸和外展,如图 3-50(b)所示。

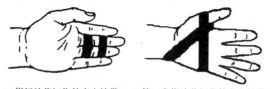

(a)指间关节扭伤粘膏支持带　(b)第一掌指头节扭伤粘膏支持带

图 3-50　保护支持带

（3）膝侧副韧带损伤粘膏支持带使用方法

①用两条 4 厘米宽粘膏交叉固定于膝关节的伤侧,长度要达大腿下 1/3 处和小腿中部;

②用三条粘膏分别横贴在大腿、髌骨及小腿中部,将前两条粘膏固定(见图3-51);

③戴上护膝或缠上弹力绷带。

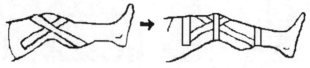

图 3-51　膝侧副韧带损伤粘膏支持带

（4）胫腓骨疲劳性骨膜炎保护支持带使用方法

用肌贴从足底内、外侧经内、外踝前方向上贴扎于小腿两侧；或弹力绷带由足部向小腿方向依次绕圈包扎，如图 3-52（a）所示。

（5）跟腱损伤粘膏支持带使用方法

伤侧踝关节稍跖屈，用两条 3 厘米宽的粘膏由小腿后面中部向下于足跟交叉后，再延伸贴至足底。三条粘膏横贴于小腿、踝部及足底，将前两条粘膏固定，如图 3-52（b）所示。

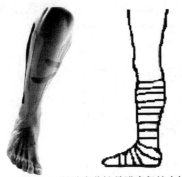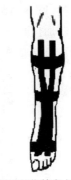

(a)胫骨疲劳性骨膜炎保护支持带　　(b)跟腱损伤粘膏支持带

图 3-52　保护支持带

（6）距腓前韧带损伤粘膏支持带使用方法

伤者取合适体位，将伤侧踝关节置于轻度外翻位。用数条粘膏将踝关节固定于轻微外翻位，用弹力绷带包扎外层。如图 3-53 所示。

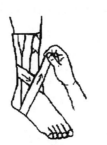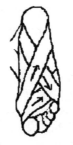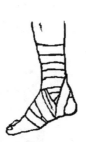

图 3-53　距腓前韧带损伤粘膏支持带

二、小夹板固定

用扎带或绷带把木板、竹板或塑料制成的夹板固定在骨折已经复位的肢体上，以利于骨折断端在相对静止的条件下愈合。常使用于各类骨折。

（一）小夹板固定的优点

小夹板固定无创性，对肢体组织无损伤。取材方便，树皮、木板、竹片、硬纸板、塑料夹板、铝板等可制成夹板。操作简单,适用于闭合性四肢骨折复位后的固定,如胫腓骨、肱骨、尺骨或桡骨稳定性骨折的固定治疗。

(二)小夹板固定的方法

(1)包扎方法有简单包扎法、续增包扎法。

(2)夹板用扎带绑扎好,以能不费力地拉动扎带,在夹板上面上下移动1厘米为宜。如图3-54所示。

(3)抬高患肢,以利消肿。密切观察伤肢血液循环情况,如颜色、感觉、肿胀等。

(4)注意观察加压垫部位有无剧痛,若发现骨折对位或对线不良、指或趾端缺血等问题,则应及时调整夹板松紧度,防止肢体缺血性坏死。

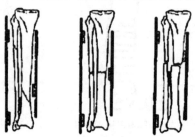

图 3-54　小夹板固定不同部位胫腓骨骨折

(三)小夹板固定的适应证

小夹板固定属于间接固定,适合于畸形愈合后的四肢骨折,如手法折骨矫形后,复位满意且稳定者。不适用于斜形、螺旋形和粉碎性等不稳定性骨折。小夹板固定这些骨折容易出现骨折再移位,甚至发生骨折畸形愈合等情况。如图3-55所示。

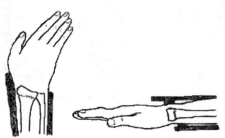

图 3-55　小夹板固定桡骨下端伸直型骨折

(四)小夹板固定治疗的病人需经常复诊,定期进行 X 线检查,由医生对小夹板进行调整

因为随着肢体固定后肿胀逐渐减轻,小夹板容易发生松散而影响固定效果,甚至造成骨折移位。应定期进行 X 线检查;及时指导患者开展早期活动,锻炼肢体功

能,避免发生关节僵硬、肌肉萎缩和骨质疏松等并发症。

（五）小夹板固定的禁忌证

(1)患肢严重肿胀,指或趾端苍白或紫红,表现有血液循环障碍危象者。用小夹板固定易加重肢体肿胀,诱发骨筋膜室综合征的发生。

(2)创面较大的开放性骨折,术后需经常换药,缠包小夹板十分不便,骨折端也容易发生移位。

(3)患肢伴有较大面积皮肤擦伤、大面积创面感染、伤口需要换药的骨折。

(4)骨折伴有神经损伤,小夹板固定有可能加重神经损伤。

三、石膏固定

利用熟石膏遇水可重新结晶而硬化的特性将其做成石膏绷带包绕在肢体上起固定作用,这种固定方法称为石膏固定。临床分为石膏托、石膏板和管型石膏。

（一）石膏固定的优点

(1)石膏固定取材方便,制作简单,对组织无损伤。操作简便,易于掌握。

(2)石膏固定结晶干固前,可根据肢体不同部位的凸凹和屈曲形状进行各种妥贴成形,干固后不变形,便于塑形定型固定。

(3)石膏对 X 线有半通透性,石膏固定的肢体拍摄 X 线片时可清晰观察到骨折对位和对线情况。

（二）石膏固定的适应证

(1)在骨折等现场急救时,石膏可作临时固定,以控制患部活动,防止损伤加重。

(2)骨折、关节脱位在复位满意后,选用石膏固定,维持骨折或关节脱位复位后的体位,有利于修复。

(3)骨性或肌性畸形矫形术后固定,维持术后矫形位置,防止畸形复发;神经、血管或肌腱吻合术后固定和关节成形术后固定,维持术后肢体体位和矫形位置,保证组织的修复和愈合;植骨术后固定,维持术后植骨块对位,保证骨愈合。

（三）石膏固定的缺点

(1)不便于随时调整,石膏一经成型即坚实牢固,当肢体损伤后继续肿胀时,会影响肢体血运,甚至出现缺血坏死;当肢体肿胀到一定程度后开始消退,固定部位又会出现相对过松而致骨折再移位。

(2)更换石膏操作烦琐。石膏固定不理想需要重新复位固定时,或长期固定影响肢体发育时,需拆除石膏予以更换,十分不方便。

（3）固定时间长时，可引起肢体肌肉萎缩、关节僵硬、骨质疏松等并发症。

（4）创面或创口较大的开放性骨折，选择石膏托固定，骨折有可能发生再移位；如选择石膏夹托或石膏管型固定，则不便于伤口换药等相应处理。

（四）石膏固定的类型

1. 根据石膏内有无衬垫分类

（1）有衬垫石膏

有衬垫石膏又称衬垫式石膏。在石膏与皮肤之间加衬垫，将整个患肢自近而远用棉花垫或软布衬垫包好，再缠包石膏绷带，以保护骨骼隆起部位的组织不受压。选用的衬垫有弹力护套、棉垫或棉纸卷带等，放置衬垫的部位视固定范围而定。多用于创伤后和手术后可能发生肿胀的患肢固定，对肢体肿胀有缓冲余地。如图 3-56 所示。

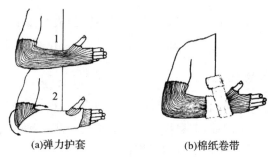

(a)弹力护套　　　　　　　(b)棉纸卷带

图 3-56　有衬垫石膏

（2）无衬垫石膏

在石膏与大部分皮肤之间无棉花衬垫，仅在骨骼隆起部位放置衬垫，在肢体缠绕一层绷带后，将石膏绷带包绕其外，固定效果好，压力均匀，石膏薄而质轻，不易滑动。多用于损伤较轻或手术较小，肢体不会发生严重肿胀的肢体固定。

无衬垫石膏应用不当，可引起血运障碍、神经麻痹或形成压疮等，新鲜骨折、软组织损伤或感染有肿胀趋势者及术后有预期的反应性肿胀者等均不能用无衬垫石膏。如图 3-57 所示。

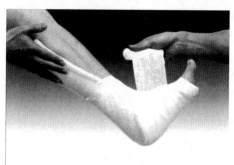

图 3-57　无衬垫石膏

2. 根据石膏包裹范围分类

(1)石膏托

石膏托由数层石膏绷带组成,适用于四肢稳定或不完全骨折、软组织损伤及肢体肿胀严重者。

应用时将10~14层石膏条,按照肢体形状修剪,做成长条状石膏托;或将石膏绷带反复折叠,成人8~10层厚、儿童6层厚。在患肢肢体表层放好内衬棉花并用绷带松松包缚后,将石膏条贴敷于肢体后侧或前方;用绷带将石膏托予以包扎固定。

石膏托操作简单、使用方便、易于包扎,一旦发现肢体肿胀影响血运,容易剪拆。石膏托较薄或石膏质量欠佳时,容易在肢体关节部位出现折断情况。如图3-58所示。

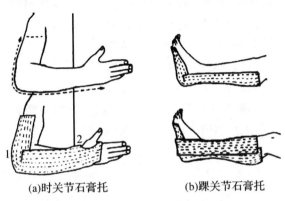

(a)时关节石膏托   (b)踝关节石膏托

图 3-58 关节石膏托

(2)石膏夹托

石膏夹托适用于四肢稳定性骨折或多段骨折、肢体肿胀严重者。

在患肢肢体表层放好内衬棉花并用绷带松松包缚后,将两条10~14层石膏长条分别贴敷于肢体后侧和前方,前方石膏条稍短,后侧石膏条稍长,石膏条外面再用绷带予以包扎固定。

与石膏托相比,石膏夹托固定更为稳妥、牢固。肢体肿胀消退后,对石膏夹托固定稳定度的影响不大,必要时只需再加缠一层绷带即可。

(3)U形石膏

U形石膏与石膏夹托不同的是肢体两侧石膏条相互连接,没有断开,适用于上臂、前臂、足和小腿的骨折,踝关节脱位及软组织挫伤等。

在患肢肢体表层放好内衬棉花并用绷带松松包缚后,将一条10~14层石膏长条贴敷于肢体两侧。若为肱骨近段骨折,U形底部应跨过肩部;若为肱骨远段骨折,U形底部应跨过肘关节的尺骨鹰嘴部;若为尺桡骨骨折,U形底部应跨过肘关节肱骨骨髁部;若为胫腓骨骨折或踝关节脱位、软组织挫伤,U形底部应跨过跟骨足底。石膏条外面再用绷带予以包扎固定。

（4）管形石膏

管形石膏适用于四肢稳定性骨折。

在患肢肢体表层放好内衬棉花并用绷带松松包缚后，尤其是骨骼隆起部位如内外髁、跟骨结节等部位应衬垫较厚的棉花，将 6～8 层石膏条贴敷于肢体后侧，用石膏绷带绕肢体逐层缠包，一般需 6～8 层，尤其关节部位应反复来回多包几层，以增加固定强度。

（五）石膏固定的方法

（1）一般由上而下顺序包缠，要将石膏卷贴着肢体向前滚动，使下圈绷带盖住上圈的 1/3，并注意保持石膏绷带的平整。

（2）操作要迅速、敏捷、准确，两手相互配合。一手缠绕绷带，另一手朝相反方向抹平，要使每层石膏之间紧密贴合，不留空隙。石膏的上、下边缘及关节部位要适当加厚，以增强其固定作用。需露出手指或脚趾。

（3）石膏干固前维持其体位，不能变动患肢，直至完全干固，以防折裂。

（4）抬高患肢，以利消肿，防止局部皮肤尤其是骨突部受压。

（5）石膏固定期间，指导患者及时进行未固定关节的功能锻炼、石膏内肌肉收缩活动（以等长收缩为主），如图 3-59 所示。定期进行 X 线摄片检查。

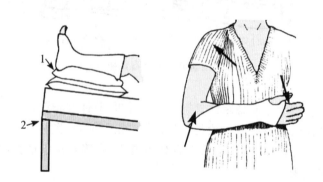

图 3-59　抬高患肢和未固定关节的功能锻炼

四、牵引疗法

牵引疗法是通过牵引装置，利用悬垂重量为牵引力，身体重量为反牵引力，以克服肌肉的收缩力，整复骨折、脱位，预防和矫正软组织挛缩，以及疾病术前组织松解或术后制动的一种治疗方法。牵引疗法可达到复位与固定的双重目的，主要在于治疗创伤、骨疾病及术前术后的辅助治疗等。

常用牵引疗法有：皮肤牵引、骨牵引、布托牵引等。

（一）皮肤牵引

利用粘贴于肢体皮肤的黏胶条（或乳胶海绵条）使牵引力直接作用于皮肤，间接牵拉肌肉和骨骼，达到患肢复位、固定与休息的目的。如图 3-60 所示。

（1）清洁伤肢皮肤，剃去汗毛，并涂上安息香酸酊，以保护皮肤与增加胶布的黏着力。

（2）裁制牵引胶布使其宽度为伤肢最细部位周径的 1/2；长度为骨折线以下肢体长度与扩张板长度的两倍之和。

（3）粘贴时先于骨突部放置纱布衬垫保护，然后将胶布平整粘贴于肢体的两侧。

（4）胶布的上端超过骨折线 2～3 厘米，并使扩张板与肢体末端保持 5～10 厘米的距离，注意两端长度相称一致，以保证扩张板处于平直位置。

（5）用绷带缠绕包扎，将胶布平整地固定于肢体上。切勿过紧，以免影响患肢的血液循环。

（6）牵引重量不超过 5 千克，牵引时间一般为 2～3 周。

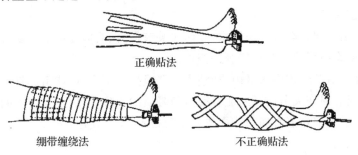

正确贴法

绷带缠绕法　　　　　　　　　不正确贴法

图 3-60　皮肤牵引

（二）骨牵引

通过穿入骨骼内的骨圆针或牵引钳，使牵引力直接作用于骨骼，有复位、固定作用。骨牵引能承受较大的牵引重量，检查患肢方便，便于患肢功能锻炼，适用范围广。如图 3-61 和图 3-62 所示。

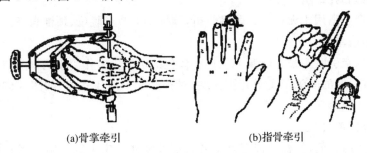

(a)骨掌牵引　　　　　　　　　(b)指骨牵引

图 3-61　骨牵引

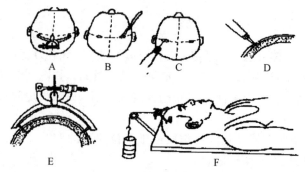

（A.定位方法；B.皮肤切口；C.钻孔角度；D.钻孔深度；E.牵引弓的安装；F.颅骨牵引状态）

图 3-62　颅骨牵引

1.适应证

（1）成人肌力较强部位的骨折尤其是不稳定骨折；儿童股骨干不稳定骨折。

（2）开放性骨折、骨盆骨折、髋臼骨折；髋关节中心脱位、颈椎骨折脱位。

（3）某些需要牵引治疗但又不宜行皮牵引者，如伤肢有静脉曲张的骨折患者；无法实施皮牵引的手足短小管状骨骨折，如掌、指（趾）骨骨折。

2.注意事项

（1）牵引期间若配合夹板固定，要防止关节僵直、肌肉萎缩等骨折并发症，防止操作不当或牵引压迫引起血管神经损伤。

（2）骨牵引针经皮穿入骨内，如消毒不严或护理不当，可能引起针孔处感染；穿针操作不当有损伤关节、神经、血管或劈裂骨质的危险；应用于儿童可能损伤骨骺。

（3）牵引局部骨骼有病变或严重骨质疏松者，不宜使用。

（三）布托牵引

布托牵引利用厚布或皮革按局部体形制成相应的布托，托住患部，再用牵引绳连接布托和重物通过滑轮进行牵引。优点是操作较为简便，能解除脊柱小关节负载，减轻肌肉痉挛。缺点为需长期卧床，易产生并发症，患者舒适度极差；复位效果差，骨折容易移位；对复杂骨折疗效较差。

1.枕颌布托牵引

枕颌牵引适用于无移位的颈椎骨折、颈椎小关节半脱位、颈椎病等。

（1）坐位牵引

颈椎病牵引时头颈宜前倾 20°，此种体位的牵引力多作用于钩椎关节和椎体后缘，使颈椎后缘的间隙距离牵开更大些，对神经起到减压作用，如图 3-63（a）所示。牵引重量一般为 5～10 千克。

（2）卧位牵引

患者头高脚低，将枕颌带套入患者头部并缚住。床头置一附有滑车的牵引架将布托系于牵引绳上，通过滑车后挂上重物做牵引，如图 3-63（b）所示。连续牵引

的重量为 2～3 千克,一般不超过 3 周;间歇性牵引的重量可达 5～10 千克,每日 1
～2 次,每次 30 分钟至 1 小时。

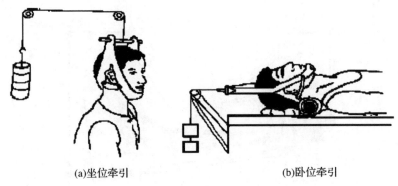

(a)坐位牵引　　　　　　　　　　　　　(b)卧位牵引

图 3-63　枕颌布托牵引

2. 骨盆牵引

(1)骨盆悬吊牵引

骨盆悬吊牵引适用于耻骨联合分离、对位良好的耻骨骨折、严重的骶髂关节分
离、髂骨翼骨折等。如图 3-64 所示。

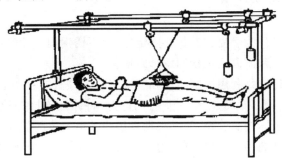

图 3-64　骨盆悬吊牵引

(2)腰部牵引

腰部牵引适用于腰椎间盘突出、腰部肌肉筋膜炎、骶髂关节半脱位、脊椎小关
节半脱位等。如图 3-65 所示。

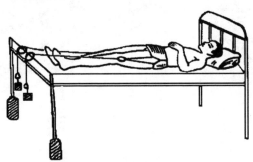

图 3-65　腰部牵引

（3）下肢牵引

下肢牵引适用于股骨、胫腓骨骨折等。如图 3-66 所示。

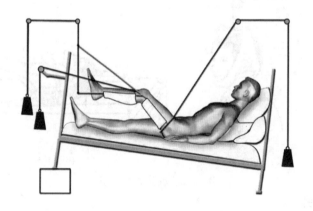

图 3-66　下肢牵引

五、骨外固定器疗法

骨外固定器又称为经皮穿针骨外固定器，由不锈钢固定针（或合金固定针），金属、塑料或木质连接杆，固定螺栓和螺母组成。

骨外固定器疗法是利用固定螺栓和螺母将穿入骨骼内的固定针固定在体外的连接杆上，利用不锈钢固定针对骨骼的把持力，将体外连接杆的机械复位和坚强固定的力量传导至体内的骨骼，使其根据骨折或关节复位的需要进行移动、复位和固定。骨外固定器的种类众多，有单边式、双边式、半环式、全环式、针板结合式等。如图 3-67、3-68 所示。

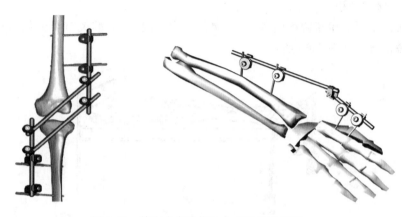

图 3-67　单边式多功能组合式骨外固定器

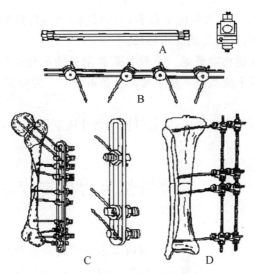

图 3-68　骨外固定器连接杆

（A 钢管式；B 塑料棒式；沟槽式；D 螺纹棒式）

（一）骨外固定器疗法的适应证

（1）新鲜不稳定性骨折，开放与感染骨折，软组织损伤、肿胀严重的骨折。

（2）经手术治疗后长管骨骨折畸形愈合、延迟愈合或不愈合，以及关节融合术、畸形矫正术后，使用骨外固定器固定。

（3）骨折合并脑损伤或其他原因造成意识障碍者、多发性的开放性骨折或多发骨折，应用骨外固定器固定可方便搬动患者，减轻疼痛。

（二）骨外固定器疗法的基本要求

（1）严格执行无菌技术，针孔处应予酒精纱条保护，防止感染。

（2）穿针时要注意损伤部位重要的血管和神经，避免损伤骨及软组织。穿针部位原则上应避开骨折血肿区及远离创面。

（3）穿针前要手法纠正骨折的旋转及成角移位，标定进针点及角度。

（4）固定钢针应贯穿骨干横断面的中线。钢针偏离轴心将造成骨折断面应力分布不均匀和固定不稳固。

（5）X 线检查牢固结果。

（三）术后管理

（1）抬高患肢，以利肿胀消退，注意观察患肢远端血运、感觉及活动。

（2）每天定期检查固定器有无变位、固定针和固定螺母是否松动，以保证固定器的固定效能确定可靠。定期更换针孔处酒精纱条，保持针孔处皮肤清洁干燥，必要时使用抗生素防止感染。

（3）固定过程中须多次调节固定器者，应保持钢针与皮肤界面处于无张力状态，否则应予切开松解，以免皮肤受压坏死。

（4）及时进行患肢的功能锻炼。下肢骨折者全身情况允许且骨折固定稳定可靠时，患者要早日扶拐下地练习不负重或部分负重行走。关节活动时幅度宜大，动作宜缓慢。

（5）X线检查显示骨折愈合时，应及时拆除骨外固定器。

第六节　运动损伤的内固定疗法

内固定疗法是在骨折复位后，用金属内固定物维持骨折复位的方法。用金属螺钉、钢板、髓内针、钢丝或骨板等直接在断骨内或外面将断骨连接固定起来的手术，称为骨内固定术。

一、适应证

（1）手法复位外固定或牵引未能达到骨折功能复位标准，影响肢体功能者。

（2）移位的关节内骨折（含骨骺损伤）或骨折合并脱位，手法难以达到满意复位，日后肯定影响关节功能者。

（3）多发骨折和多段骨折、陈旧性骨折畸形愈合造成功能障碍者；合并血管，神经损伤或肌腱、韧带完全断裂的复杂骨折，在探查或修复血管、神经、肌腱及韧带时同期施行内固定。

（4）骨折断端间嵌夹软组织（血管、神经、肌肉、肌腱、骨膜等）手法难以解脱者。开放性骨折在6～8小时之内就诊清创，如伤口污染较轻且清创彻底者，可同时进行内固定。

（5）骨折不愈合，骨缺损在行植骨术的同时进行内固定。

二、禁忌证

（1）全身情况不能耐受麻醉和手术创伤者，如伴有严重心、脑血管疾病，严重糖尿病等。

（2）患肢严重骨质疏松，内固定物植入不能确定有效者。

（3）全身或患肢局部有活动性感染，如骨髓炎；患肢皮肤或软组织大块缺损未获修复者。

三、常用内固定方式及种类

内固定有两种置入方法：一种是切开复位后，置入内固定物；另一种是闭合复位，在 X 线透视下手法复位或针拨复位后，闭合将钢针插入内固定物。

（一）钢丝内固定

钢丝内固定的优点是不锈钢丝具有直径细和可屈的特点，可以穿过骨内人工隧道环扎或固定，能有效地保持某些骨折的复位。

其缺点是固定作用较小、应用范围相应较小。利用不锈钢丝来环扎固定长骨干的斜折或螺旋折，不但容易断裂，还能引起受压外的骨质吸收。骨膜血运受损，从而失去固定作用，影响骨折愈合。

钢丝内固定术多用于髌骨横断骨折、尺骨鹰嘴突横断骨折、指骨末节撕脱骨折；作为其他内固定的辅助固定，以固定游离骨片；用于不稳定的颈椎骨折、脱位。如图 3-69 所示。

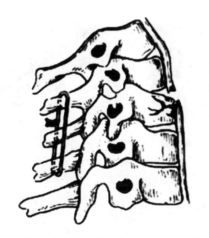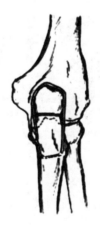

图 3-69　钢丝内固定

（二）接骨板、螺钉内固定

接骨板、螺钉内固定（或称接骨板内固定）是治疗骨折最常用的方法之一。用螺丝钉将接骨板固定在骨折线，以达到固定骨折的目的。

接骨板、螺钉内固定使骨折复位要使折端皮质骨的周边完全对位，恢复原先状态，才能达到良好的机械强度，置于接骨板内固定下达到稳定。如图 3-70 所示。

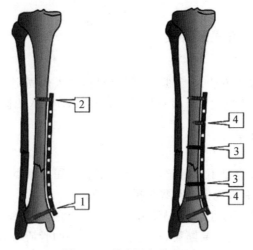

图 3-70 骨内固定器疗法

（三）骨钉（螺钉）内固定

骨钉内固定的螺钉由不同形式的针尖与螺纹结合构成。采用旋入进针法，阻力小，不易造成骨裂，有足够的刚度和抗拉能力。如图 3-71 所示。

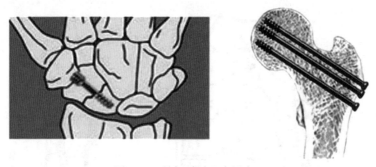

图 3-71 骨钉（螺钉）内固定

（四）髓内针内固定

髓内针内固定多用于长管骨（如股、肱、尺、胫、桡骨等）骨干骨折。髓内针插入长骨髓腔中，是依靠它的几何形状和横截面的直径，以达到它对骨折的内固定作用。

通常髓内针的外径等于长度骨的内径，可以稳定地保持对位、对线。长管骨的最狭窄段（如尺骨、桡骨中段、股骨、肱骨和胫骨的上、中 1/3 交界处）发生骨折，相应宽度的髓内针可直接紧密地嵌在髓腔周围的皮质骨内层上，使针的横断面能起到良好的弹性固定作用，针的两端能固定于松质骨中或进针处的皮质骨上，防止各种移位。

髓内针内固定的优点是髓内针本身比较坚实牢靠，术后可以少用或不用外固定,有利于伤肢的早期活动锻炼;皮肤切口较小,骨膜剥离范围有限,损伤较小;髓内针长而有不同形状的棱角,嵌入髓腔,可以达到牢靠的内固定,能够避免旋转、侧移及成角移位的发生。如图 3-72 所示。

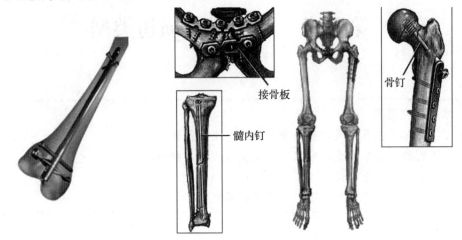

接骨板

髓内钉

骨钉

图 3-72 髓内针内固定和其他常用内固定

思考题:

1.简述急救的目的和任务。

2.简述出血的分类。常用止血的方法有哪些?

3.试述休克的原因、症状与急救措施。

4.简述心肺复苏的操作方法。

5.简述骨折的分类。

6.简述绷带、三角巾常用的急救包扎方法。

7.软组织损伤的一般处理方法有哪些?

8.试述冷热疗法及适用证。

9.讨论治疗运动损伤的常用理疗方法。

10.举例说明外固定疗法的适用范围。

11.举例说明内固定疗法的适用范围。

12.举例说明牵引疗法的适用范围。

第四章　常见运动损伤类型

本章内容提要

1. 体能主导类运动项目中常见损伤类型及损伤原因。

2. 技能主导类运动项目中常见损伤类型及损伤原因。

3. 常见的上肢运动损伤及其处理。

4. 常见的下肢和躯干运动损伤及其处理。

引　言

运动损伤是在运动过程中发生的各种损伤,其损伤部位与运动项目以及专项技术特点密切相关,不同的运动项目有其特有的运动损伤,如网球肘多发生于网球运动员,与网球动作中的反复屈腕、肘关节过伸动作有关。体操运动员受伤部位多是腕、肩及腰部,与体操动作中的支撑、转肩、跳跃、翻腾等技术有关;赛跑运动员多发胫腓骨骨膜炎,与运动中长时间的连续跑、跳动作有关。按竞技能力的主导因素对竞技项的分类如表4-1所示。

表 4-1　按竞技能力的主导因素对竞技项目的分类

大类	亚类		主要项目
体能主导类	快速力量性		跳跃项目包括:跳高、跳远、三级跳远、撑竿跳高
			投掷:铅球、标枪、铁饼、链球
			举重
	速度性		短距离跑(100米、200米、400米);短距离游泳(50米、100米);短距离速度滑冰(500米);短距离赛场自行车(200米、1000米)
	耐力性		中长、超长距离走、跑、滑冰;中长、超长距离游泳;越野滑雪;中长、超长距离公路自行车;划船
技能主导类	表现型	准确性	射击、射箭、弓弩
		难美性	体操、艺术体操、技巧、跳水、花样滑冰、花样游泳、冰舞、武术(套路)、自由式滑雪、滑水
	对抗型	隔网	乒乓球、羽毛球、网球、排球
		同场	足球、手球、冰球、水球、曲棍球、篮球
		格斗	摔跤、柔道、拳击、击剑、武术(散打)

第一节　体能主导类运动项目中常见损伤类型及损伤原因

一、快速力量性项目

体能主导类快速力量性项群包括田径的跳跃、投掷和举重等要求运动员具有高度爆发力的项目。

快速力量性项群训练的特点,决定了该项群运动损伤以急性损伤为主。损伤主要集中在腰椎和腰背肌肉,四肢关节、肌肉和韧带等处。该项群中各项目运动损伤的发生部位和具体表现有一定的差异,但项群训练性质的一致性决定了该项群运动损伤的产生具有相似的生理解剖特点。

由于运动员快速力量水平在其竞技能力构成因素中占决定性地位,使得该项群的训练均把发展速度、力量和专项爆发力作为训练的最重要的内容。而这种以最大速度和最大力量为特征的极限负荷强度的训练方式,较容易出现运动损伤。

(一)快速力量性项群训练中损伤的多发部位

1. 急性损伤

急性损伤以肌肉拉伤和关节扭伤较为多见。急性肌肉损伤多由一次强力牵拉超过了肌肉本身的承受能力引起。急性关节损伤主要集中在踝、膝、肘、肩和腕等处,不同的运动项目发生关节损伤的可能性也不同,踝关节在跳跃时、肘关节在投掷时、膝关节在举重时的损伤发生率最高。

(1)跳跃类项目

急性损伤以下肢居多,腰、膝、踝关节为运动损伤多发部位,常见的损伤有踝关节、膝关节的扭伤,腓肠肌、腹肌拉伤,大腿股后肌群的拉伤等。

跳跃类运动时,起跳脚落地时踝关节处于很大程度的背屈或环屈内翻状态,是造成踝关节损伤最常见的因素。由于跳跃运动项目中起跳点都"远"在身体重心投影的前方,高速助跑和瞬间爆发式的起跳产生巨大的制动力,会形成强大的支撑反作用力作用于运动个体,造成下肢关节需要承受极大的负荷,尤其是膝关节应力十分集中,使得膝关节容易出现急性运动损伤,如膝关节韧带撕裂、半月板损伤等。

有时跳远因落地踩在沙坑的外面、助跑时撞到别人身上而致伤;撑竿跳高因竿的折断或落地不正确,引起头、脊柱的伤害。

（2）投掷项目

损伤性质多为韧带损伤和肌肉拉伤,上肢运动损伤为主,其中以肩、肘、腰、手及膝关节为运动损伤多发部位,常见的损伤有肩袖肌腱撕裂、肘部和背部肌肉韧带的拉伤和膝部损伤等。

在投掷过程中运动员将身体各部分的力量集中到投掷臂对器械施力,投掷臂超越器械和由下而上的爆发式用力方式,是造成肘关节和肩关节损伤的最常见的因素。投掷类运动中的最后用力或起跳阶段,如果出现错误的放脚动作,违反正常的解剖特点,容易造成膝或踝关节损伤。

（3）举重项目

常见急性损伤有腰部损伤、膝关节损伤和腕关节损伤等。举重训练中的损伤常常来自训练中的极限负荷,在举重的上拉和深蹲过程中,极限负重的情况下,腰、膝要承受巨大的压力,这时任何的错误动作和思想上的麻痹都有可能造成急性损伤。

伸膝伸髋的爆发式用力方式,使膝关节要承受巨大的压力而造成急性损伤,腰椎在强大负荷状态下也容易出现压迫性损伤。

2. 慢性损伤

以肌腱炎、骨膜炎和劳损为多,各项目的慢性运动损伤部位有较大的差别。

跳跃类项目以踝足部肌腱腱鞘炎、小腿和足的疲劳性骨膜炎和髌骨劳损等为主。跳跃时背伸动作过频,引起腰部肌肉劳损、腰椎滑脱等损伤。

投掷类项目以肘关节炎（投掷肘）,尺侧韧带损伤,腰背劳损,肩周炎、肩峰下腱鞘炎,腕关节劳损多见。

举重以腰肌劳损、膝关节劳损等较为常见。

（二）快速力量性项群训练运动损伤的因素分析

1. 负荷因素

快速力量性项群的特点决定了该项群训练的大负荷和高强度,而大负荷运动量是运动损伤的最根本原因。

运动负荷对机体运动损伤的影响主要体现在机体局部负荷过重和训练过程中运动量过于集中,机体局部负荷过重常常造成机体的急性运动损伤,而反复的大负荷又容易造成慢性运动损伤;运动量的过于集中是慢性运动损伤的诱发因素,而运动量的积累又容易使运动员产生疲劳,进而引发急性运动损伤。

2. 技术因素

在运动实践中,人体的姿势动作要求应当与肢体解剖结构相匹配,这样可以最大限度地防止运动损伤。但是挑战极限的运动要求,某些技术动作往往并不符合人体解剖特点。

快速力量性项群按照技术动作的要求,常常要做出违背人体正常生理结构的动作,如跳高起跳脚旋外着地接强直蹬伸,标枪挥臂鞭打投枪时肩带肌群内收内旋的挥臂动作接前臂的旋前屈腕动作,铅球最后用力中的超越器械、屈膝急停,等等,这些违反人体骨骼、肌肉和韧带的解剖结构和功能结构的技术动作,是造成运动损伤的技术因素。

3. 运动水平因素

运动损伤的发生率与运动水平呈负相关,即运动水平越低的运动员造成运动损伤的可能性越大。这与快速力量性项群的用力特点有关,该项群强调最快力量与速度的爆发式用力,这就要求运动员具备极高的力量素质和身体控制能力、关节韧带的强度,才能有效地避免运动损伤。

运动训练水平低的运动员往往肌力不足,关节韧带薄弱,柔韧性差,主动肌、对抗肌和协同肌发展不平衡,不能适应快速力量性项群"爆发式"用力的特殊要求,因而极易造成运动损伤。训练水平高的运动员,常因训练量和运动强度控制不当,以及在疲劳的情况下容易出现运动损伤。

(三)快速力量性项群训练运动损伤的预防原则

1. 提前了解训练的组织方法和技术是预防运动损伤的首要条件

加强训练的组织方法和技术的讲解,注意循序渐进的训练原则,避免局部过度劳累。

2. 准备活动是预防运动损伤的关键

准备活动可以调动机体各系统的功能以适应运动的需要,使人体能够有准备地从相对静止状态转入紧张的活动状态,缩短人体对剧烈运动的适应过程,防止运动损伤的发生。

3. 提高易伤部位训练的针对性,是预防运动损伤的最佳途径

运动损伤的发生,与受伤部位的力量、伸展性、协调性等方面较差有密切关系。因此在训练中应切实提高训练的针对性,加强对易伤部位的训练,增强易伤关节周围肌肉和韧带的力量、弹性,注重发展肌肉和韧带的伸展性和协调性;增强易伤部位关节周围肌肉韧带的强度,加强关节的稳定性,积极发展易伤部位关节柔韧性,提高易伤关节的活动范围,能有效预防关节的运动损伤。

4. 整理活动是预防运动损伤的有效方法

整理活动不仅适合于训练课结束时,在训练课中需要转换训练内容和手段时,也要通过适当整理活动调整人体各系统的适应能力,以接受新的训练内容对机体的刺激。

快速力量性项群训练的负荷强度属于极限或亚极限强度,大强度训练后常常肌肉紧张、机体疲劳,使得训练后的整理活动变得尤其重要。如及时放松、拉伸。

5. 合理使用运动护具

如投掷、跳跃运动员使用宽腰带,可以预防腰因过伸所致的腰肌劳损。

二、速度性和耐力性项目

（一）自行车运动

1. 损伤的多发部位

（1）急性损伤

自行车运动中急性损伤较多，常见的有皮肤擦伤、撕裂伤、脑震荡、锁骨骨折与肩锁关节脱臼。

（2）慢性损伤

常见的慢性损伤是颈部和后背部损伤，有 60％ 的自行车运动员有颈背部痛，主要在于肩胛提肌、斜方肌、菱形肌、胸锁乳突肌的劳损。

膝关节损伤是自行车运动员最常见和危害最大的损伤，其中髂胫束下滑囊炎、膝内侧半月板损伤、膝脂肪垫炎、膝前交叉韧带断裂、髌腱末端病、髌骨软骨病、膝外侧疼痛综合征等尤其常见。

腰肌劳损和腰椎间盘突出、尺神经麻痹也是较常见的慢性损伤。

2. 引起损伤的原因

（1）过量的训练和比赛、准备活动不足，场地崎岖不平、地形过于复杂，天气寒冷或炎热等，是重要的致伤原因。

（2）自行车比赛时"尾随挡风"，比赛者距离太近撞车摔倒是最常见的外伤原因。公路比赛车辆或行人太多，车辆意外脱胎、掉链、断把等也易致伤。

（3）运动量过大、肌肉长时间处于过度牵拉状态、腰肌力量不够等原因造成慢性损伤。

（4）自行车车辆设计不合个人生物力学特点，不正确的鞍座位置，车座的大小高低和前后间距调理不当、传动比使用不正确等，也会引起慢性损伤或劳损。

自行车骑行中，膝关节屈膝并内旋时同时矩下关节内翻，膝关节伸膝外旋时矩下关节外翻，运动员的脚是被固定的，相对膝关节被认为是近端。尽管骑行中运动员受到的直接冲击很小，但由于是高重复性的运动，因此运动员的骑行动作及车结构不合理对运动员的影响都会随运动时间延长而表现出来。

3. 自行车运动的损伤预防

（1）运动员比赛前必须经过体格检查。训练时应备必要的急救药物，注意医务监督。

（2）要求比赛场地平坦，比赛路线加强交通管理。比赛车辆安装蛇形橡皮把套，选择的车把高度、车座大小、车架型号要合适。

（3）运动员练习或比赛时，必须戴头盔，经常变换骑行体位。

（4）公路比赛时，发车时间最好有适当间隔，同一队组行车时，应禁止过近距离的挡风带车尾随,以免一车因故摔倒即引起连锁摔倒的现象。

(5)平时训练要加强颈、胸、腰部肌肉的力量和柔韧性的练习。

(二)赛跑

1. 短跑

短跑常见的急性损伤有大腿后部屈肌拉伤,赛跑到终点时急停引起的髂骨前上棘的断裂、踝关节与膝关节扭伤。起跑用力蹬时,偶尔会在跟腱周围炎的基础上诱发跟腱断裂。

慢性损伤主要有足踝腱鞘炎,跟腱纤维撕裂、部分断裂或跟腱周围炎。

2. 中长跑

中长距离跑的急性损伤较少。跑步过程中摔倒可发生擦伤,偶尔因倒在跑道的边沿上或道边的板牌上而发生骨折。马拉松比赛时,由于距离过长,运动员常常发生大腿内侧擦伤、膝外侧疼痛综合征、胫前肌腱鞘炎及足趾挤压伤。

运动时应注意运动裤与鞋子的选择,长距离跑前可在大腿内侧涂凡士林,预防摩擦伤。运动中及时补充水、电解质和能量,以防运动疲劳引起动作变形而诱发损伤。

中长距离跑的慢性损伤通常是下肢训练过多,导致胫腓骨疲劳性骨膜炎或疲劳性骨折、髌骨劳损、跟腱炎、足底筋膜炎。

3. 跨栏

跨栏最易发生的急性损伤是大腿后侧屈肌拉伤,慢性损伤是坐骨结节末端病、腰痛及髌骨软骨病。所以要注意平时训练的动作技术质量、跨跳姿势的矫正,加强腰部和下肢的力量和柔韧性练习,尤其要提高大腿肌群力量。训练后要及时放松,加强医务监督。

第二节 技能主导类运动项目中常见损伤类型及损伤原因

一、表现准确性运动项目

射击、射箭属于间接对抗性,单一动作结构、周期性、以静力性为主体的运动项目。

(一)射击

1. 损伤特点

射击项目的急性损伤较少。慢性损伤主要是过劳损伤,如小口径赛步枪练习托枪时间过长,造成桡骨茎突腱鞘炎;由于射击运动员需要长期、反复地采用其特殊的不对称姿势,尤其是小口径赛步枪立射练习时间太长、练习过多,引起腰肌劳损或姿势性脊柱侧弯、颈部肌群劳损、单侧膝关节或髋关节损伤、尺神经麻痹和肩胛上神经麻痹等。

训练场馆枪击音过响,会发生震动性耳聋。在寒冷的天气或在潮湿的场地上,长时间的静止性卧位练习,常常会引起关节风湿症。

2. 预防射击运动损伤的措施

(1)加强身体素质训练,特别是腰肌、颈肌及上肢的肌力练习。

(2)避免一次或多次训练课中单一姿势的射击练习。射击比赛中立射成绩得分较难,这一项成绩好坏直接影响优胜,因而训练计划中,很易出现长时间的专一练习立射的训练安排,应予避免。

(3)射击时应使用合适的耳塞。注意保暖,如卧射时应着棉衣,铺厚垫子。

(4)做好练习前准备活动,训练中的辅助体能练习,训练后的整理活动。准备活动要充分活动髋关节,重视柔韧性练习。

射击运动持续时间较长、服装固定、运动姿势相对静止,所以准备活动强度不宜大,尽量不要出汗,否则易引发感冒。为了消除练习中的静止性疲劳及防止脊柱畸形,体能练习内容动作要缓和,以伸展性练习较好。颈部、腰部有酸胀、疼痛或牵制性沉重感时,要及时进行治疗。

(二)射箭

1. 损伤特点

射箭运动员以慢性损伤为主,急性损伤发生率较低。慢性损伤又以慢性闭合性软组织损伤为主,其中以肌腱炎居多,其次为肩关节滑囊炎和腱鞘炎、肩袖损伤、肩背筋膜炎菱形肌损伤、颈椎病、腰肌劳损、腰部椎间盘突出等。

射箭是个人单一动作结构的非周期性项目,它要求运动员要站得稳、瞄得准、精力高度集中,在一定时间内用双臂平稳匀速加力来完成,是协调性的肌肉耐力性运动。其用力部位是肩、背部肌肉、颈和腰等,射箭运动员损伤的多发部位是上述的用力部位,肩、背、颈的损伤占所有损伤的80%以上。

肩部损伤以三角肌前束、三角肌后束这两个位置较为严重,三角肌前束受伤是因为多次用大磅的弓来提高开弓力量所致,三角肌后束受伤则是长时间静止拉弓的缘故。射箭是交叉站立姿势,由于躯干发生了扭转导致脊柱的各椎间关节的活动度较小;长时间扭头对靶,需要腰部保持身体持续稳定,慢慢地颈椎病、腰部劳损就发生了。拉弓时技术动作不正确,易引发腕三角软骨盘损伤。

2. 运动损伤原因

(1)射箭运动员损伤的原因主要是局部负荷过重、技术缺点和麻痹大意。

(2)准备活动不足和其他原因。运动员每天双臂、肩、背要反复克服弓的作用力和反作用力,经常反复地训练这些部位,使这些部位的疲劳与恢复出现不平衡,造成过度疲劳、没有及时恢复,就出现软组织劳损或微细的损伤。这些损伤在初期不影响运动员训练,因而不被重视,未能及时进行治疗、康复。少数运动员由于急性损伤后未完全痊愈就参加训练,造成损伤积累,并转化为慢性损伤。

3.预防运动损伤的措施

(1)合理安排训练运动量和强度、避免局部负荷过重,认真做好准备活动。

(2)要加强训练后疲劳的消除工作,体能恢复的手段要多样化,以拉伸练习为主。

(3)要加强医务监督,减少损伤的发生。

(4)强调身体中枢稳定性,重视小肌群力量的训练。

二、表现难美性运动项目

(一)体操

体操是运动创伤发生较多的项目。体操运动对人体身体素质要求较高,动作技术复杂、较难掌握,而且大多是在器械上练习,一旦摔下就很容易受伤。器械设备不合要求、保护与自我保护方法不当、未遵循教学训练的原则、长时间大运动量引起身心疲劳等也是受伤的重要原因。

常见损伤有上肢损伤(肩关节、锁骨和上臂损伤、肱二头肌断裂、肘部损伤等)、下肢损伤(膝关节前交叉韧带损伤、髌骨软化症、膝关节半月板损伤、踝关节扭伤、跟腱损伤)、脊柱损伤等。

1. 单杠

单杠是男子体操中外伤较多的项目,也是最容易发生严重损伤的项目。

(1)急性损伤

①颈椎损伤

颈椎损伤多发生在难度较大的下法,落地发生意外。所以初练时一定要有海绵坑或海绵槽,学习难度动作时,应该采用保险带,专人保护,垫子应有足够的长度和厚度,其间应该紧密连接。运动员在比赛或练习时注意力要高度集中,周围应保持安静。

②身体其他部位的急性损伤

下法时,因落地姿势不正确或重心失去平衡,扭伤膝关节、踝关节,引起半月板、膝踝韧带损伤。所以落地时双腿应并拢,可减少上述损伤。落地姿势不对,避免摔倒时单臂支撑,易导致手臂骨折或脱位,较好方法是顺势侧滚翻。

(2)慢性损伤

①肩部损伤

肩部损伤以肩袖损伤最多,主要因为单杠上的动作需要大量的转动肩部。

②手的胼胝伤

手的胼胝伤是手掌长期与单杠摩擦所致,胼胝的产生是一种机体适应。运动中使用不合适的护掌,会引起皮肤胼胝撕裂,甚至续发感染。胼胝太厚时应以温水泡手,再用刀片刮薄;发生掌横纹裂伤时,应将手指伸直,粘膏黏合固定1~2天,即可自愈。所以护掌长短要合适,应专人专用,变形时要及时更换新的护掌。

2. 自由体操

自由体操在女子体操创伤发病率中最高,仅次于男子单杠。

(1)骨骺损伤

骨骺损伤是儿童训练中最易出现的慢性损伤,各种骨骺炎主要是局部过劳所致。体操运动踏跳、翻腾动作太多,易引发胫骨结节骨软骨炎;软翻、"作桥"、摔腰等动作,易产生脊椎体骨骺炎。长时间劈腿、压腿,易伤坐骨骨骺;"空翻蹲子"引起跟骨骨骺炎或跟骨骨骺的撕脱骨折等。运动训练使儿童的肌腱和韧带较骨骺板生长更为结实,但大力量训练冲击,也会先损伤骨骺板。

(2)腕、踝的关节损伤

腕、踝的创伤性腱鞘炎主要系局部过劳所致。倒立、各种翻腾中的"推手"易伤腕背侧伸肌;踏跳、"半脚尖"支撑(平衡木)等易伤踝关节两侧肌腱,引起腓骨肌、屈母长肌、胫后肌腱的腱鞘炎;"砸蹲子"易引起跟腱腱围炎等。

(3)腰部损伤

腰部伤以脊椎棘突骨膜炎最多见,也可产生疲劳性脊椎椎板骨折。主要是因训练中腰过伸,如后软翻、下腰、摔腰、"作桥"、"挤腰"等重复过多,采取错误训练手段所致。

(4)其他损伤

空翻落地时重心不稳扭伤踝关节,甚至跟腱断裂。空翻蹲子接转体720°~1080°或加"旋子"等,对弹跳的要求越来越大,跟腱断裂的发生率增长。儿童时期应加强弹跳动作的训练,因为这时跟腱韧性好、体重轻,不易发生断裂。应加强"推手"推力,改用前足踏跳的训练,以分担腾起时跟腱的过度负担。自由体操也可发生颈椎损伤。

3. 高低杠和双杠

因动作特点与单杠相似,所以单杠上的一些损伤在高低杠和双杠中也常发生。

高低杠由于大回环少,护掌不同,所以不会发生前臂的卷缠伤。由于"折体回环""屈体弹杠"下法较多,所以髂前上棘部软组织挫伤、大腿前部擦伤较多,初练或训练数量较多时,用海绵垫临时垫在杠上保护。

高低杠失手时肘关节支撑损伤(肱骨内上髁骨折、肘脱位等)较多,多系弹杠腾身等下法时,力量、高度不够,足被杠"挂住"或落地不稳摔倒单臂支撑所致,练习时应注意保护和帮助。应特别注意上肢和肩带肌群力量的发展,这对突破高难动作和预防损伤非常必要。

双杠创伤轻者擦伤,重者可发生四肢骨折、脊椎骨的错位与脑震荡。预防方法同高低杠。

4.吊环

在吊环上做"砸肩""转肩"时,常发生肩袖损伤、肱二头肌长肌腱腱鞘炎,影响抬肩。不正确的长时间的压"十字",易引起肘关节的骨关节病。动作完成后,由于下法不稳或场地器材不合卫生要求,会扭伤踝、膝及肘关节。

必须注意做好准备活动,加强肩部与上肢肌力练习。吊环的挂钩应经常检查,以免失脱摔伤。吊环下面的垫子,应该有足够的长度和厚度。

5.跳马

在急行助跑、跳过器械落地时可发生急性损伤,如跑道不平、室内地板太滑、踏板太滑、踏跳板损坏等。跳过器械时由于技术不熟练,跳马过高或运动员的犹豫不决,起跳后"跳马"撞击腹部发生休克。双手在马上踏撑腾越用力不当,发生腕关节的舟状骨骨折。落地"过度收腹"时,发生腹直肌捩伤。落地时因技术不良、缺乏保护或落地动作不当,膝关节突然屈曲扭转,发生膝关节内侧副韧带、半月板损伤及十字韧带撕裂。

慢性损伤有长期在越马腾空训练时,过度挺腹损伤脊椎的棘突引起的骨膜炎,或导致的椎板骨折。

所以跳马正面至少应与墙壁或其他障碍物相距 6 米远,以免撞伤。运动员在练习时注意力应高度集中,训练场地应保持安静。

6.预防手段

(1)学习时必须遵守训练原则,及时改正错误动作,运动量应循序渐进,注意保护与帮助。

(2)加强医务监督,不能因损伤症状不重或暂时无症状而不予重视。

(3)加强腕、踝和足的肌力训练,合理使用护腕、腰带、粘膏、肌贴和保护支持带。

(4)训练腰部柔软度时,要注意发展肩、上胸及髋的后伸柔性,减少腰部负担,预防慢性损伤的发生。

(二)游泳与跳水

1.常见损伤

游泳与跳水的运动损伤多为慢性损伤,常见的有棘突骨膜炎,常发生于跳水及蝶泳;仰泳及蝶泳,肩反复旋转、摩擦撞击,易造成肩袖伤;膝的伸膝腱膜炎多见于蛙泳等。长期高台跳水姿势不当,会引起眼视网膜剥离及鼓膜破裂。

由于水的浮力,游泳项目运动损伤发病率比其他项目少。但游泳的任何姿势都需要腰部肌肉维持身体平衡、控制方向,所以腰伤较普遍;泳池不洁,导致中耳炎也很常见。

游泳与跳水都可发生急性损伤,最严重的是溺死,特别在初学阶段。跳水会引起严重的创伤,如头撞在池底、撞在正在水中游泳者的身上、跳板突出部的打击等。水温过低或准备活动不充分,会引起腿部肌肉痉挛等。

2.预防措施

运动员在入水前,做好准备活动,尤其是腿、足部的伸展运动。合理、科学地安排运动负荷和强度,采用手腿交替、各种泳姿穿插进行训练,避免局部负担过重而引起肩、膝关节的损伤。定期体检,做好医务监督,及时了解运动员伤情,加强对受伤运动员的跟踪监测。加强体能训练,强化运动后的整理活动。

泳池建设应严格遵守游泳池规格、救生组织与规则、水质标准。游泳池的光线应当充足,室内游泳池的室温、水温要合适,跳水池与游泳池必须分开。

（三）滑雪运动

滑雪运动易发生各种创伤,以扭伤、擦伤、挫伤和拉伤为主,其次是切伤、骨折、劳损和滑囊炎等。滑雪运动多在高低不平的山地上进行,有从山上急速滑下和跳板滑雪等动作。这些动作较难掌握、意外变化多,发生创伤往往较严重,甚至会造成死亡。

急性损伤主要有跳板滑雪时滑板折断摔下,发生腰椎骨折,滑雪者在着陆时发生两足的粉碎性骨折。滑雪板比较大,要求两条腿平行,若控制不当滑雪板突然交叉,会造成踝关节、膝关节受伤,如大腿肌肉拉伤,踝、膝关节扭伤,半月板损伤,甚至出现关节韧带撕裂、骨折等。严寒环境,滑雪者也常发生冻伤。

滑雪运动员慢性损伤发生率高,以膝关节前交叉韧带、内外侧副韧带损伤和膝关节滑囊炎损伤为主。滑雪过程中运动员为适应不同路况和动作的需要,腰、背部要不断前屈、后伸以维持身体平衡,日积月累易导致腰背劳损。

为了预防损伤,应注重身体素质训练,增强运动员腰背肌、股四头肌力量,提高身体协调性和柔韧性;加强专项技能训练,掌握良好的技术水平。加强医务监督,避免急性损伤向慢性损伤的转化。重视心理辅导,提高运动员应激反应能力。改进滑雪运动装备(跳板、滑雪板、鞋子、防护镜等),注意场地卫生设备。预防冻伤,穿上适宜的服装和鞋子。

（四）滑冰运动

滑冰急性损伤主要是肌肉挫伤,其次为韧带扭伤、肌腱拉伤、骨折、脱臼以及震荡性损伤。踝关节易发生损伤,因为冰鞋加上冰刀比较高,容易伤到脚踝,导致踝关节韧带受伤;膝关节、手腕是滑冰时容易受伤的部位,人在摔倒时用手撑地,引起腕部骨折;冰刀很锋利,有时会发生意外割伤。

慢性损伤以腰背肌筋膜炎、髌腱腱周炎、髌尖末端病、踝关节韧带损伤为主。因为滑冰时运动员长时间保持弯腰前倾的姿势,局部疲劳累积导致腰背部损伤;因专项技术要求运动员膝关节需处于半屈曲位发力,并在此位保持身体平衡,所以膝关节易劳损致伤。

滑冰运动时要掌握自我保护和相互保护的操作技巧,有意识地练习"朝向反射",练习在摔倒的一瞬间克服习惯性地用手撑地的动作,转向侧面倒,避免摔伤头部及尾骨。冰场要规定统一的滑行方向,严格划分训练区和比赛区。运动时注意保护特殊部位,应该合理使用护腕、护膝、宽腰带等。注意保暖防冻。

三、对抗性运动项目

(一)隔网

1. 乒乓球运动

急性创伤发病率较低,多为逐渐劳损引起的慢性伤。占首位的损伤是肩部。

(1)肩部运动损伤

有肩袖损伤、肱二头肌长头肌腱腱鞘炎(正手扣杀过多所致)、网球肘(横拍运动员反拍削球练习过多)、肩过度外展综合征(因肩外展大板扣杀练习过多)等。

肩部损伤通常由于肩部的运动负荷过高或动作过猛,长时间用手臂扣球,过度牵拉肩部肌肉及意外受伤造成,常常伴有肱二头肌长头肌腱损伤。主要是因肩关节做伸展、转肩以及超正常范围的剧烈活动时,受到反复牵拉及与韧带发生摩擦而引起的损伤。肌肉在没有完全活动开的情况下,猛然拉伸,很容易造成韧带、肌腱的损伤。

(2)腕关节运动损伤

当击球时手腕的活动范围较小,整个手臂起到速度杠杆的作用,手腕快速做出内旋外展动作,如果腕关节灵活性不好或腕关节力量较差,容易发生运动损伤。

(3)腰部运动损伤

腰部运动损伤包括腰肌劳损、腰背肌筋膜炎、腰椎间盘突出症、腰椎椎弓崩裂和滑脱等。

在乒乓球运动中,人体始终要保持上体前倾的状态,同时腰椎的棘上韧带长时间保持上体前倾的状态,骶棘肌处于收缩紧张状态。运动员在运动结束后不注意放松,致使局部过度疲劳,以致积劳成损。乒乓球运动的每一次击球几乎都离不开转腰动作,腰部活动以大肌肉群为主,如果准备活动不充分,或运动员的腰肌力量不够,易造成腰部运动损伤。

(4)膝关节的损伤

膝关节损伤常见有内外两侧副韧带损伤、半月板损伤、髌骨软骨病等。

在打乒乓球过程中,膝关节始终处于半屈曲位,关节周围韧带处于紧张和牵拉状态。如果运动前膝关节没有进行适应性(或顺应性)训练,在突然过度牵伸时,就容易造成膝关节内外两侧副韧带的运动损伤。膝关节损伤和运动员的打法有关,拉攻型和削球型的打法速度快,下肢的活动范围大、幅度大,造成膝关节负担过重,容易导致髌骨损伤。

(5)预防原则

因人而异选择适宜运动量,避免"单一"的训练方法。运动前做好身体各部位的准备活动,尤其是肩关节的旋转及牵拉。养成合理使用护具的习惯,如护腕、护膝、肌贴等。适当增加手臂、大腿的力量性练习和腰部的柔韧性练习。

2. 羽毛球运动

运动中主要由腰、肩、膝、踝等部位负重,这些部位急性和慢性的关节与韧带损伤都有发生。

(1)腰部损伤

最常见是腰部损伤,如腰(臀)部肌肉、筋膜、韧带或椎间关节等软组织损伤,主要是腰背肌筋膜炎,俗称"腰肌劳损",腰椎横突末端病也较常见。

羽毛球运动员运动时,腰部活动过于频繁,负荷过大或过于集中,突然爆发用力超越了躯干一时所能承受的能力,所做动作超越了脊柱的功能范围。若运动者肌肉力量差,在起跳扣杀时过分伸屈脊柱,或左右跨步、前后移动回球时过分扭转躯干,"鞭打动作"扣球用力过猛,容易造成腰部急性损伤,如腰部韧带、背阔肌拉伤。腰部损伤后,未及时、彻底治愈,训练时又不注意自我保护,容易使急性损伤逐渐转化成慢性损伤。

(2)肘关节损伤

羽毛球正手扣杀或击球过程中出现错误的技术动作,特别是在上臂外展,肘关节屈曲 90°,肘部低于肩部时进行羽毛球扣杀动作,易发生肘关节内外侧软组织损伤。因为突然地或猛烈地做前臂旋前和屈腕的主动收缩或肘关节爆发、过伸动作,肌肉和韧带不能适应和承担该动作的力学要求。局部负荷过度、局部受到过度的牵扯或出现疲劳,正手回击和扣杀时羽毛球拍的反作用力,进行鞭打击球时所致的肘关节爆发或过伸,做抽球、扣杀动作时所要求的屈腕动作,都是导致损伤的原因。

肱骨外上髁炎(网球肘)与训练中反拍扣杀、抽打训练过多,手臂肌肉力量差,准备活动不充分,局部有滑囊炎等因素有关。羽毛球动作中,屈腕、旋前臂动作比较多,反手击球动作是靠上肢的屈腕肌、旋前肌来完成,肘关节在 130°~180°时,伸肌群的合力最集中,外侧韧带拉得最紧,此时肘关节伸手肌群突然收缩,用最大力量去击球,使肌肉或关节囊韧带受到剧烈牵拉,可能发生损伤;损伤或由经常做前臂的旋后或伸腕动作,深层组织反复摩擦、挤压,滑囊的过分刺激,造成肘关节外侧局部劳损性病变而引起。

(3)腕关节损伤

无论击打、扣杀及吊、挑、推、扑、勾球时,都要求手腕有基本的后伸和外展的动作,随着不同的技术要领,手腕快速伸直闪动鞭打击球或手腕由后伸外展到内收,内旋闪动切击球,手腕在这种快速的后伸、鞭打动作中,不断做出不同角度内、外旋及屈收动作,手腕部的薄弱环节三角软骨盘不断受到旋转、辗挤,造成损伤。

（4）膝关节损伤

在羽毛球的运动中,经常会反复出现在短距离内瞬间变向动作,侧身及前屈、后伸、起跳、跨步、后蹬,膝关节的稳定装置不断承受剧烈拉应力和牵扯力,一旦某个动作不协调或过度用力、过度疲劳常常容易引发膝关节的急性损伤,如侧副韧带或十字韧带撕裂。

（5）预防措施

要充分做好准备活动,使肌肉的力量和协调性得到提高。运动中注意力要集中,扣杀时肌肉不要完全放松,保持一定的紧张度。掌握正确的技术动作,加强肌肉力量和伸展性的锻炼。如采用静力半蹲或负重静力半蹲来增强膝关节周围部位的力量,股四头肌的力量增强,运动中承受负荷的能力就加强,出现劳损的可能性就会减小。合理使用各种护具,如腰带、护腕、护肘、护膝、髌束带等。

3. 网球

（1）网球肘（肱骨外上髁炎）

网球肘多因肘关节外侧前臂伸肌群长期反复强烈的收缩、牵拉,或突然过分伸展肘关节附近的肌腱,使肌腱附着处发生不同程度的急、慢性、累积性损伤,导致撕裂、出血、机化、粘连从而致病。多与反手击球动作不正确,手臂力量差和球拍过重、过大有关。表现为肘部外侧疼痛,严重时出现放射痛。

（2）肩关节损伤

以肩袖损伤、创伤性滑膜炎为多发,表现在发球、击球、高压球时肩关节出现疼痛,并手臂痉挛。这与肩关节的肌肉、韧带、关节囊等负荷过重有关,多因大力发球、高压球用力过猛造成的。

（3）腰部损伤

在网球运动中下蹲击球、转体动作较多,长期运动导致脊柱负荷过重,腰部肌肉紧张过度,脊柱出现畸形或椎间盘突出。网球运动中利用转腰将力量充分释放,转腰时的惯性可以更好地将球"推"出去,并节约了运动者的体能,减少消耗。但腰部的过多使用也意味着腰部更容易受到伤病的侵袭。急性损伤有腰部的扭闪,严重的还会导致竖脊肌筋膜、韧带等损伤和撕裂,表现为腰部僵直,突发性锐利疼痛;慢性损伤有腰椎间盘突出、脊柱侧弯、腰部劳损性肌筋膜炎,表现为大腿发麻、失去知觉,腰部肌肉酸疼、无力。

（4）膝关节损伤

运动时运动员常保持上身前倾、膝关节半屈位状态,以便迅速起动、移位,造成劳损性髌骨软化症、髌腱末端病多发。表现为紧张剧烈运动或负荷过重时疼痛,伴有膝关节积水、水肿。

（5）预防方法

掌握正确的技术动作，提高发球、击球、高压球的动作技术质量，及时纠正错误动作；检查球拍的重量和大小，增加臂力练习，肘部出现疼痛时应立刻休息；加强肩部肌肉的训练，加强大腿、膝关节力量的练习；增强腹部、腰部、背部肌肉的力量，建立身体肌肉平衡。

运动前认真做准备活动，合理使用护肘、护膝、肌贴等；出现损伤后及时处理，可采用热敷、超声波疗法、消炎药物、按摩等方法，严重时应停止训练或比赛，短时间内固定损伤关节。

4. 排球运动

（1）肩部损伤

肩部慢性损伤以肩袖损伤、肱二头肌腱腱鞘炎最多，多因大力发球、扣球姿势不正确或扣球技术错误引起。扣球姿势不正确，会引起肩胛上神经麻痹，出现冈下肌麻痹。发球、扣球、拦网时，肩关节超常范围的急剧转肩活动（特别是肩外展90°以上），使肱二头肌长头肌的肌腱不断在结节间沟中滑行，反复磨损，引起腱鞘充血、水肿，甚至增厚、纤维化而形成粘连。

急性损伤主要是在肩关节前方出现直接外力的情况下，如防守过程中肩关节过度伸展时肩前方触地，导致肩关节后脱位；或摔倒时肩外侧着地，造成肩锁关节脱位。

（2）膝关节损伤

膝关节慢性损伤以髌骨软骨病、股四头肌外侧头末端病（尤以单足起跳与落地的运动员最多）及半月板骨折与棘突骨膜炎较多。排球运动中弹跳动作较多，膝关节经常在负重下由屈到伸，反复牵拉，易使该部位形成慢性损伤。

急性损伤发生在运动员拦网、垫球、传球时，身体与球没有相互对准，运动员不得不尽力够到球，拦网、击球后失去平衡落地，如单腿落地，或垫球传球中半蹲姿势落地等，造成的膝关节内旋外翻动作，导致内侧副韧带撕裂。或起跳后单腿落地，致使小腿胫骨内旋，而身体向相反方向旋转，此时正好膝关节过度伸展，会损伤前交叉韧带。

（3）其他部位的损伤

"扣球""封网""救球倒地"时，会发生背部、臀部的挫伤，造成上下肢关节、韧带的捩伤、扭伤、骨折、脱位等急性损伤。

球落地后脚踩在其他运动员脚上或踩在网柱上，致使外踝扭伤。舟状骨骨折多由摔倒撑地动作造成，如鱼跃救球时跌倒。排球中拦网时，要求五指分开，每个手指都易损伤。拦网需要运动员控制好手与球接触的时间和手的位置，起跳晚拦网时手会低于球，手指易脱位、扭伤，第一和第五指骨最易损伤。

排球运动员击球时腰部过度背伸，可致上下关节突撞击峡部，反复撞击则可导致椎弓峡部不连；反复的腰部过伸动作，也可造成椎间盘突出症、椎板疲劳性骨折等慢性损伤。

（4）预防措施

训练中应加强身体素质训练，加强腰背肌肉力量锻炼；注意改进错误的技术动作，遵循训练原则；改善场地卫生条件（场地要平，但不要太硬或太滑），使用厚护膝及护腰、各种支持带；准备活动要充分，应特别注意肩、膝、腰、指及腕关节的活动。

（二）同场

1. 足球运动

足球运动是创伤发生率最高的运动项目之一。

（1）损伤特点

急性损伤有皮肤擦伤、肌肉拉伤、软组织挫伤、关节扭伤等，甚至骨折、关节脱位及内脏破裂等。足球运动除守门员外，是以使用下肢运动为主的项目，运动损伤多集中下肢，以踝关节的扭伤最常见，其次是大腿前后肌群肌肉拉伤、膝关节损伤，有半月板撕裂、膝十字韧带和内外侧副韧带撕裂或断裂、髌骨骨折等。

因劳损发生的慢性创伤，有踝关节创伤骨关节病（又名"足球踝"）、趾骨炎、髌骨软骨病等。守门员经常扑球摔倒，易发生手腕（如舟状骨骨折）、肘关节（如鹰嘴皮下滑囊炎及血肿）创伤。

（2）损伤原因

比赛时紧张地争夺、疾跑与铲球，造成大腿、小腿肌肉拉伤与断裂。突然改变体位，小腿的突然扭转、内收或外展，引起膝、踝关节的韧带及骨的损伤。

①球的间接作用致伤

这种损伤多见于下肢。用脚外侧踢球，容易损伤距腓前韧带；用足内侧前脚踢球，由于膝关节屈曲，小腿突然因球的作用而外旋外展，容易损伤膝的内侧副韧带、半月板及前十字韧带。特别是与对方运动员"对脚"时更容易发生。一次有力的"屈膝后摆腿正脚背"踢球，由于球的反作用，突然使股四头肌猛力收缩，导致股四头肌、股直肌腹或腱膜的撕裂。

②球击伤

球快速击中身体，造成面部的擦伤、挫伤，腹部挫伤（肝脾破裂、胃肠道挫伤）等；守门员接球导致手指损伤，如拇指、食指或其他手指的韧带牵扯与关节半脱位。

③踢伤

大、小腿部被对方"球靴""膝"及"小腿"踢撞，引起肌肉挫伤、皮下血肿、肌肉断裂（最常见是股四头肌损伤）、骨损伤（如胫骨骨折、胫骨创伤性骨膜炎）等。

④摔倒

运动员在争球、冲撞、疾跑时易摔倒（尤其是场地不平整时），出现擦伤、创伤性滑囊炎（膝及肘）、髌骨骨折，甚至脊柱骨折、脑出血、脑震荡等。

⑤足球踝

足球踝为足踝部的慢性创伤性骨关节病,以局部劳损性病变、骨质增生为主,是足球运动中发生率最高的慢性损伤。病因是踢球时踝关节过度跖屈、背伸、内外翻,胫骨远端前后缘与距骨颈或后关节突,反复撞击挤压,长期刺激造成韧带、关节囊滑膜、软骨及骨组织的损伤。

⑥运动员犯规动作多、技术不正确、不遵守训练或比赛原则,是致伤的主要原因;其他原因有场地不好,运动员忽视使用保护装备(如护腿),运动员过度疲劳、体能不佳等。

(3)预防措施

加强思想教育和遵守全面训练原则,提高运动员身体素质。训练和比赛时必须注意使用各种保护装置,如使用绷带裹踝,防止踝扭伤与"足球踝",使用护肘、护膝及护腿预防肘、膝、小腿挫裂伤;守门员应穿线衣、带护肘和足球手套。

2. 篮球运动

(1)急性损伤

篮球运动是一种瞬息万变的运动,常见的急性创伤是因撞击、急停、急转,跳起抢球落地不正确(踩在别人脚上或被踩)、场地不平或场地过滑而引起摔倒,造成擦伤、挫伤,甚至关节脱位、骨折。常见的有踝关节韧带的损伤或骨折、膝关节韧带和半月板损伤、腕部舟状骨骨折及手指挫伤或骨折。手指向侧方偏曲或过伸性扭伤时常常引起韧带损伤、关节囊撕裂,严重者可产生关节脱位。手指挫伤是篮球运动常见的损伤。

(2)慢性损伤

慢性损伤部位中占首位的是膝关节,其次是踝关节和腰部。

篮球运动的基本技术动作有滑步、急停、转身、变向跑和起跳上篮等,这些动作都要求膝关节处于半蹲位进行屈伸和扭转,其负担量较大。膝关节在半蹲位发力时,关节周围几乎没有肌肉的保护,只能依靠内外侧韧带、十字韧带及髌骨来维持关节的稳定。当膝关节在各种情况下迅速起动或制动,关节处于半屈位,当运动量过大或强度超过膝关节的负荷时,容易引起半月板损伤、髌骨软骨病、髌腱腱周炎等。场地不平、跳起落地时身体失去平衡或过渡疲劳等,使踝关节发生过渡内翻(旋后),引起外侧韧带的过渡牵扯、部分或安全断裂。

(3)预防措施

加强全面技术训练,避免单一的训练方法;创造合乎标准的运动场地卫生条件,加强运动员的纪律教育。加强身体各关节肌肉力量训练,尤其是加强易伤部位的训练和膝关节功能锻炼,提高队员的身体对抗性,减小受伤的概率;运动前充分做好准备活动,合理使用运动护具;加强医务监督,避免运动员在过度疲劳状态下训练或比赛。

3. 棒球运动

棒球运动是一种以棒打球为主要特点,集体性、对抗性很强的球类运动项目。

运动损伤以慢性损伤为主,上肢的运动系统损伤发生率高于下肢。最常见的是肩关节周围的软组织伤、肘关节病(投掷肘)、肱骨的内髁部骨及肌腱的损伤。

急性损伤有在投球、传球或打击时,因迅速地扭转造成肩部肌肉拉伤;在挥棒、投掷时,瞬间的过度扭转躯干造成背肌拉伤;接球时为缓衡球的力道,造成手腕韧带损伤、指挫伤;在跑动过程中膝关节旋转不协调,导致膝关节交叉韧带损伤。

(三)格斗

1.摔跤

(1)急性损伤

摔跤运动中很容易发生各种急性创伤,如关节脱位和肋骨骨折,常见有膝关节韧带撕裂,胸锁关节和肩关节脱位,腰损伤,脑震荡,软组织挫伤、擦伤和撕裂伤等。

抱腿是自由式摔跤的重要技术,抱腿对抗中强力压膝关节前侧、外翻膝关节,造成交叉韧带、侧副韧带、半月板等损伤,甚至侧副韧带断裂、半月板粉碎等。摔跤运动在站立摔过程中重心要低,要求运动员弯腰屈膝,股四头肌始终处于紧张收缩状态,长期疲劳积累导致肌张力增加,使周围组织对膝关节的牵拉力失去平衡,使膝关节的损伤率增加,尤其是侧副韧带的损伤。

耳壳挫伤(血肿)、软骨炎及撕裂伤在摔跤运动中较常见,处理不当会继发耳廓畸形"菜花耳"。摔跤手发力时常要用手抵住对方头,而对方挣扎,耳朵受到揉搓撞击,造成耳朵软骨折断、破损。摔跤的滚桥和提抱动作中,突然发力造成骶棘肌及腰背其他肌肉的急性损伤。出现耳廓挫伤血肿时,应及时穿刺抽血、加压包扎。倒地时,由于运动员肩部或肩胛部先着地,造成肩关节或胸锁关节脱位和韧带损伤。

(2)慢性损伤

常见有肩关节盂唇损伤、腰部损伤、膝关节损伤、手指伸肌腱损伤和肘关节损伤、胫骨创伤性骨膜炎(踢绊所致)、手指屈肌腱腱鞘炎等。

摔跤运动中,运动员始终处于弯腰状态,腰背肌紧张收缩,运动后没有充分的牵拉和放松,导致慢性疲劳,加上长期腰背部的大力量训练,容易造成腰椎间盘病变。摔跤中抱提动作主要靠腰部肌群用力,特别是骶棘肌始终处于强直收缩状态,长期肌肉疲劳累积,会造成腰肌劳损。

(3)预防措施

运动员应注意自己身体的状况及皮肤损伤,改正不正确的技术动作,注意主动肌与对抗肌力量的协调发展,以增强预防损伤的能力。运动后进行足够的牵拉和放松,以免造成慢性疲劳。

在进行大力量训练时,要有一定的保护措施,合理使用各种运动护具。必须按规定在垫上训练和比赛,比赛馆内必须用1.5米高的厚垫把训练馆的墙围起。

2. 拳击

拳击运动是一项对抗程度十分激烈的运动。被击打的部位发生损害很常见。

（1）急性损伤

常见损伤有皮肤擦伤、韧带损伤、关节囊损伤，指关节脱位、掌骨骨折，脑震荡、脑挫伤等。

运动损伤以头部最常见，如皮肤擦伤、撕裂伤，眉弓部的裂伤，鼻骨骨折，耳廓挫伤等。面部是人体直接暴露部位，又是对手有效击打部位，为了取得比赛胜利常以对手面部为主要攻击目标。

握拳的方法不对，击中目标时没有握紧拳头，拳背和手臂没有成直线，里屈或者上扬，没有形成合理的力传递，造成拳指关节及手腕扭伤，甚至掌骨脱位、骨折。最常见的是第三掌骨骨折或第一掌骨基底部骨折。由于第三掌骨最长，突出拳锋前方，出拳以第三掌骨头作为主要力点击对方，由于出拳迅猛有力，击打对方较坚硬部位而造成损伤。

拳击比赛中会出现运动员被"击昏"而摔倒，甚至出现脑震荡、休克。一般是下颌部受击而发生的击昏，很少由于脑震荡所引起。因为内耳的位觉感受器受到强烈刺激，引起小脑及脑干（红核）生理反射，由于平衡机能的破坏，拳击运动员失去定向力，摔倒并失去知觉。

（2）慢性损伤

以手部损伤为主，如腕关节软骨损伤、第二掌指关节滑囊炎、第三掌骨劳损。运动员握拳后掌指关节为直接受力部位，因直接摩擦、击打的反作用力而致掌指关节部位出现皮肤擦伤、破溃，关节囊慢性反复损伤而呈现纤维化增厚，第三掌骨头部位更为明显。

慢性脑损伤也常有发生。头部经常性被击打致出现小出血点，渐渐产生脑软化症状，如神志不清、步态蹒跚，还可引起视力、听力的下降。

（3）预防措施

训练时应及时发现运动员的损伤，正确诊断、合理治疗、积极康复。出现较重伤情，应暂停训练或比赛，做全面检查、合理诊治。赛后要密切注意观察，尤其是脑部受伤的运动员。

加强身体全面训练，增强体质和身体机能，提高机体对运动的适应能力和拳击技术水平。要注意加强易伤部位及相应薄弱部位的训练。运动时戴好防护用具、使用标准手套，防护用具包括头盔、护齿、护裆、手套等，标准头盔尤为重要。

3. 武术和散打

（1）武术套路运动

常见运动损伤有踝关节、膝关节、掌指关节和肘关节的损伤。

武术的跳跃、旋转动作要求在半蹲位发力起跳、腾空高、旋转快、落地稳，但膝关节上下两端杠杆长，周围缺少肌肉的保护，韧带处于松弛状态，这样膝关节在"力矩长""保护小"的状态下,出现关节不稳固,造成膝关节的不合槽运动,髌骨集中受力,特别是在硬地板上进行长期训练,缓冲力量减小,造成髌骨劳损。

运动中膝关节发生超常范围的运动,关节内外韧带受到过度的或猛烈的牵拉而造成损伤,轻者为少量韧带纤维断裂,重者是部分韧带纤维断裂或韧带完全断裂,甚至引起关节半脱位或完全脱位,还可合并关节内滑膜、软骨损伤或撕脱骨折等。

(2)散打

常见损伤有眉弓、面部擦伤或撕裂伤,鼻子出血、鼻骨骨折。

散打运动由于对抗性强,运动员躲闪防守不及时或者动作不规范,自我保护与应变不及时,被对方踢中、击中引起软组织挫伤,甚至骨折与关节脱位;使用下肢进攻对方,如摆腿、单腿支撑360°转体等,造成膝、踝、足关节扭伤;运动员下肢动作快于躯干动作或肌力不足时,造成腰部急性损伤。

(3)预防措施

加强力量练习和关节柔韧性训练,注意协同和拮抗肌群的肌力平衡,提高关节稳定性,扩大活动范围。正确掌握武术动作技术,提高身体素质,如力量性的桩功、柔韧性的腰腿肩臂功、灵活性的跳跃功、身体抗击打的承受能力。

训练或比赛前安排合理的准备活动,如跑步、关节操、拉韧带等,尤其在做跳跃或高难度动作前;运动后根据不同的锻炼内容进行不同的放松运动,加速疲劳消除。

做好场地和器械的维护,格斗锻炼时的器具、设备在练习前应进行严格的安全检查。练习时项链、耳环等装饰物品不宜过多佩戴。注意加强自我保护意识,合理使用护具,护具的大小应适合练习者个人情况。

第三节　常见的上肢运动损伤及其处理

一、肩关节脱位

肩关节脱位是一种常见的运动创伤。它经常发生在对抗性的运动过程中,如柔道、摔跤、橄榄球、篮球等。

肩关节脱位约占全身关节脱位总数的50%。肩关节是全身大关节中运动范围最广、结构又最不稳定的一个关节,肱骨头大、关节盂浅而小、关节囊松弛,其前下方组织薄弱,外伤时很容易引起脱位。肩关节脱位时,肱骨头从肩关节盂内脱出。肩关节前脱位较为常见(即肱骨头突出于肩关节的前方,见图4-1),而急性外伤引起的肩关节后脱位较少见，不到 5％。

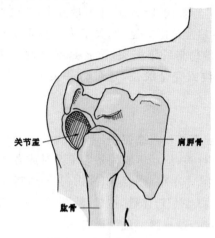

图 4-1 肩关节前脱位

（一）病因

引起肩关节脱位的病因有直接暴力和间接暴力，以间接暴力多见。

1.直接暴力

多因打击或冲撞等外力直接作用于肩关节而引起。伤者常是向后跌倒，肩部着地，或因来自肩后方的冲击力，使肱骨头向前脱位。

2.间接暴力

（1）传达暴力

伤者侧向跌倒，患肢外展、外旋，手掌或肘后着地，暴力沿肱骨干传至肱骨头，使肱骨头冲破较薄弱的关节囊前壁，滑至喙突下间隙，形成喙突下脱位，此种脱位较为多见。若暴力过大，肱骨头可被推至锁骨下部形成锁骨下脱位，但较少见。

（2）杠杆作用力

当上肢高举、外展、外旋时，肱骨大结节与肩峰紧密相连，并形成杠杆力的支点。若手掌撑地暴力上传或暴力使上肢过度外展，肱骨头受力后向前下部滑脱，成为盂下脱位。因胸大肌和肩胛下肌的牵拉，肱骨头又滑至肩前成为喙突下脱位。

（二）症状

（1）肩关节的急性疼痛、不能继续活动，自觉有肩部脱出感。

（2）与对侧正常肩膀相比，患侧看上去成“方肩”畸形（见图 2-39）。

（3）搭肩试验（杜格氏征）阳性。患侧手掌置于健侧肩前（患肩呈现内收旋位），正常时肘内侧能触及胸壁，患侧肘内侧不能贴于胸壁为阳性（见图 2-38）。

（4）如果伴有腋神经损伤，肩部外侧皮肤有局部感觉缺失现象。

（三）治疗

1. 手法复位

脱位后应尽快复位，选择适当麻醉，使肌肉松弛并使复位在无痛下进行。肌力弱者可注射止痛剂。习惯性脱位不用麻醉。复位手法要轻柔，禁用粗暴手法以免发生骨折或损伤神经等附加损伤。如图4-2所示。

复位后肩部即恢复钝圆丰满的正常外形，腋窝、喙突或锁骨下再摸不到脱位的肱骨头，搭肩试验变为阴性，X线检查肱骨头在正常位置上。如合并肱骨大结节撕脱骨折，因骨折片与肱骨干间多有骨膜相连，在多数情况下，肩关节脱位复位后撕脱的大结节骨片也随之复位。

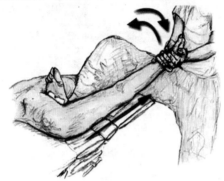

图4-2　肩关节前脱位手法复位

2. 手术复位

少数肩关节脱位需要手术复位。如伤者肩关节前脱位并发肱二头肌长头肌腱向后滑脱阻碍手法复位；肱骨大结节撕脱骨折，骨折片影响手法复位；肩关节脱位合并有肱骨外科颈骨折，合并喙突、肩峰或肩关节盂骨折，合并腋部大血管损伤者。

3. 陈旧性肩关节脱位

肩关节脱位后超过三周尚未复位者，为陈旧性脱位。伤者关节腔内充满瘢痕组织，与周围组织粘连，周围肌肉发生挛缩，合并骨折者有骨痂形成或畸形愈合。

处理方法是脱位在三个月以内，脱位的关节仍有一定的活动范围，X线片显示无骨质疏松和关节内、外骨化者可试行手法复位。脱位已超过三个月者，考虑手术复位。如肱骨头关节面已严重破坏，应考虑做肩关节融合术或人工关节置换术。

4. 复位后处理

单纯肩关节脱位，将患肢保持在内收、内旋位置，患肢呈90°用三角巾、绷带悬吊固定于胸前，3周即可（见图3-32a）。如果伤者关节囊破损明显，或肩周肌肉被撕裂，应将患肢手掌搭在对侧肩部，肘部贴近胸壁，用绷带固定在胸壁。后脱位复位后则固定于相反的位置（即外展、外旋和后伸拉）。

5. 功能锻炼

在患肢固定期间，活动患侧手腕、手指。3周后解除固定，逐渐做肩部摆动和旋转活动,可通过弯腰垂臂、旋转和带臂上举等方式加大肩关节活动范围,同时配以理疗。增强肩袖肌群的力量和耐力,肩关节活动应循序渐进,防止过度外展、外旋,以防再脱位。

二、锁骨骨折

锁骨呈"S"形架于胸骨柄与肩峰之间,是连接上肢与躯干之间的唯一骨性支架。锁骨位于皮下、表浅处,受外力作用时易发生骨折,以中外 1/3 连接处最多见。锁骨骨折在体操、摔跤、花样滑冰、自行车运动中较为常见。如图 4-3 所示。

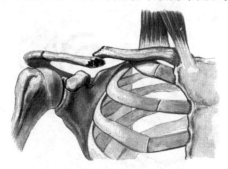

图 4-3 锁骨骨折

(一)病因

锁骨骨折可因间接暴力或直接暴力造成。

(1)间接暴力多因跌倒时手或肘部着地,暴力自前臂或肘部沿肱骨干向上传导而发生锁骨骨折。跌倒时肩部着地亦可引起锁骨骨折。

(2)直接暴力多因外力加于锁骨,产生横断或粉碎性骨折。粉碎性骨折,折片多向下、向内移位,有时可压迫或刺伤锁骨下血管或神经。折片向外、向上移位时,可穿破皮肤,形成开放性骨折。

(二)症状

局部肿胀、皮下瘀血、压痛或有畸形,畸形处可触到移位的骨折断端。如骨折移位并有重叠,肩峰与胸骨柄间距离变短。

伤侧肢体功能受限,肩部下垂,上臂贴胸不敢活动,并用健手托扶患肘。有时直接暴力引起的锁骨骨折,可刺破胸膜发生气胸,或损伤锁骨下血管和神经,出现相应症状和体征。

(三)治疗

1.急救措施

从伤情判断发生锁骨骨折后,背部放丁字形夹板,两腋窝放衬垫物,用绷带作

横"8"字形包扎将骨折的锁骨固定,然后用三角巾或衣物将前臂悬吊于胸前,送往
医院。如图 4-4 所示。

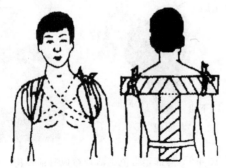

图 4-4　锁骨骨折的急救固定

2. 非手术治疗

锁骨骨折绝大多数可用非手术治疗。无移位骨折不需要手法整复,适当"8"字
外固定以限制活动即可。对于骨折后锁骨有重叠移位或成角畸形者,应予手法整
复及固定。如图 4-5 所示。

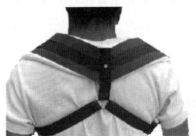

图 4-5　锁骨骨折外固定方法

3. 手术治疗

少数的病例需要早期手术切开复位,进行内固定治疗。

如有明显移位的锁骨骨折,手法复位很难达到骨折良好的复位,外固定亦不能
维持骨折的良好对位,仅能防止骨断端过度的异常活动。常见有锁骨骨折合并有
神经、血管损伤者;开放性锁骨骨折者;锁骨外 1/3 骨折移位严重者;锁骨骨折合并
同侧肩胛颈骨折,形成浮动肩,需手术固定锁骨以稳定肩胛颈骨折者。

一般术后需 8 周左右骨折可愈合,肢体需早期开始功能锻炼,以防止软组织粘
连。先进行小幅度的肩关节内外旋转锻炼,再慢慢加大幅度,同时进行手部功能锻
炼和斜方肌、三角肌和肩袖的渐进性抗阻练习。

三、肩袖损伤

肩袖损伤系指肩袖肌腱和肩峰下滑囊的创伤性炎症而言。该伤在体操、投掷、
排球、举重和游泳运动中较为多见。如图 4-6 所示。

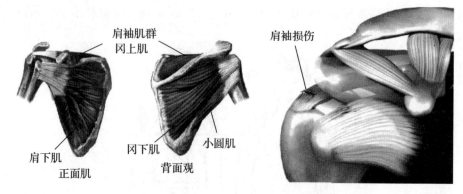

图 4-6　肩部超常范围活动造成肩袖损伤

肩关节外侧肌肉可分为两层：外层为肥厚坚强的三角肌，内层是肩袖。两层肌肉之间有肩峰下滑囊。这些肌群的协同运动，产生肩关节旋内、旋外和上举活动。

肩袖由冈上肌、冈下肌、小圆肌、肩胛下肌的肌腱组成，是包绕在肱骨头周围的一组肌腱复合体。肱骨头的前方为肩胛下肌腱，上方为冈上肌腱，后方为冈下肌腱和小圆肌腱，这些肌腱将肱骨头稳定于肩胛盂上，对维持肩关节的稳定和肩关节活动起着极其重要的作用。

（一）损伤机制

损伤主要是由于肩关节的反复旋转或超常范围的活动，引起肩袖肌腱和肩峰下滑囊受到肱骨头与肩峰或喙肩韧带的不断挤压、摩擦和牵扯所致。当肩关节外展尤其是略带内旋情况下的外展时，肩袖肌腱特别是冈上肌肌腱不断地与肩峰发生摩擦及挤压。当外展至60°～120°时摩擦与挤压最为严重；外展超过120°以后，因肩胛骨随之发生上回旋，使冈上肌肌腱与肩峰间的距离增大，此种摩擦和挤压现象随之缓解或消失。肌腱的长期磨损可导致变性，在肌腱发生变性的基础上再遭到外力作用，可发生肌腱断裂。

在运动中，单杠、吊环和高低杠中的"转肩"，投掷标枪、垒球时的出手动作，排球扣杀和发大力球的动作，乒乓球的扣杀和提拉动作，蝶泳和自由泳的划水动作，举重抓举时肩的突然背伸动作等，都是引起肩袖损伤的典型机制。

（二）症状

（1）多数患者有一次或多次外伤史，部分病例症状渐起，无明显损伤史。急性肩袖损伤后，疼痛多在肩外侧，部分病例疼痛向三角肌止点或颈部放射，不少患者夜间疼痛加剧。

（2）肩关节活动受限，主动或被动地使上臂外展至60°～120°间或内外旋转时疼痛，出现"疼痛弧"现象（见图4-7a），这是肩袖损伤尤其是冈上肌损伤的重要征象。

（3）严重患者出现肌痉挛、肌萎缩。

（三）治疗

（1）急性炎症时，制动，上臂外展30°用小夹板或支架固定。

（2）按摩、物理治疗，如红外线照射20分钟，每天两次。痛点封闭治疗。

（3）肩袖损伤急性期后，进行适当的肩部回环、旋转练习，注意加强肩部三角肌力量。"爬墙"锻炼，即面对墙壁，双手向上爬墙，争取高度每天上升。

（4）手术治疗。采用关节镜对微小或中度肩袖撕裂进行修复；或将肩峰部分切除，减少其与肱骨大结节的摩擦。

四、肱二头肌长头肌腱腱鞘炎

肱二头肌长头肌腱起自肩胛盂上结节，肌腱向下通过肩关节腔，经肱骨结节间沟、节间韧带的深面穿出关节囊。此肌腱的滑液鞘位于结节间沟段。如图4-7（b）所示。

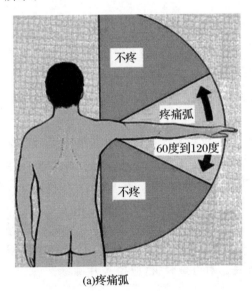

(a)疼痛弧

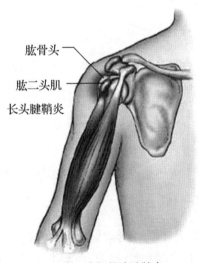

(b)肱二头肌长头腱鞘炎

图4-7　肱二头肌长头肌腱腱鞘炎

（一）病因

肩关节因超常范围的转肩用力活动（如排球、乒乓球和投掷运动的大挥臂），因腱鞘较窄，肌腱在沟内不断摩擦，引起此肌腱腱鞘充血、水肿、细胞浸润，甚至纤维化、腱鞘增厚、粘连形成，引起腱鞘炎。肱二头肌长头肌腱滑动功能障碍时，有时不能滑动。

（二）症状

结节间沟及肱二头肌长头肌腱处有明显压痛，严重时向三角肌下扩散，夜间加重。出现肩关节后伸受限，提重物时疼痛而肩前屈或外展时痛感减轻（见图 2-41）。

（三）治疗

（1）针灸、理疗、超声波、中频治疗等，痛点封闭治疗。疼痛严重患者，可用小针刀治疗。

（2）急性期患肢宜制动休息；慢性期以渐进锻炼为主，加强肩关节各肌群的力量，做回环运动练习等。

五、肱骨干骨折

肱骨干骨折发生在肱骨外科颈以下 1 厘米至内外髁上 2 厘米处。肱骨中下段骨折，容易合并桡神经损伤。

（一）病因

（1）直接暴力：常见于中 1/3 处，多为粉碎性或横形骨折。

（2）间接暴力：跌倒时因手掌或肘部着地所致。多见于下 1/3 处，骨折线为斜形或螺旋形。

（3）旋转暴力：好发于中下 1/3 处，骨折线为螺旋形。投掷时器械出手突然发力，两人之间强力翻手腕，前臂和肱骨远端向前并内旋，而肩部及肱骨近端末能前旋，不协调应力作用于肱骨中段，导致扭转螺旋骨折。

（二）症状

上臂肿胀、疼痛，出现缩短或成角畸形和功能障碍，有骨擦音。伴有桡神经损伤时，出现垂腕，伸拇、伸掌指关节功能丧失。对可疑骨折，应拍 X 片确诊。

（三）治疗

（1）无移位或移位不明显骨折，以夹板或石膏固定 4～6 周。

（2）移位明显采用手法复位，以小夹板或超关节夹板固定。夹板置于伤肢后，用 3～4 根布带分别绑扎，应随时调节绑扎带的松紧，避免影响伤肢血液循环。屈肘 90°，前臂中立位三角巾悬胸 6～8 周，如图 3-28（a）所示。

横断骨折可用 U 形石膏，斜形或螺旋形骨折可用悬垂石膏固定 4～8 周。如图 4-8 所示。

（3）手法复位失败或开放性多段骨折，或伴桡神经损伤采用手术复位，用钢板螺钉或髓内针内固定。

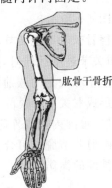
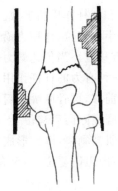
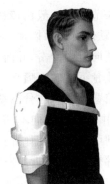

肱骨干骨折

图 4-8　肱骨干骨折及其固定

（四）功能锻炼

1. 早期

固定后开始练习伸屈指、掌、腕关节的活动，患肢上臂肌肉以被动活动开始，再做主动舒缩活动。禁忌做上臂旋转活动，以免再发生移位。

2. 中期

在伤后 2～3 周，继续进行早期的功能锻炼。4 周后可停止使用固定支架，改用悬吊带保护；逐渐练习肩、肘关节的活动。

（1）伸屈肩、肘关节：患者用健手握住患侧腕部，使患肢向前伸展，再屈曲肘关节。

（2）做画圆圈动作：患者身躯向患侧倾斜，肘关节屈曲 90°，上臂向下垂直，健手握住患侧腕部，做肩关节旋转动作，即画圆圈动作。

（3）双臂上举：将两手置于胸前，十指交加，肘关节伸直约 135°，用健肢带动患肢，肘关节屈曲 60°左右，双上臂同时上举，然后逐渐放回原处。

3. 后期

举臂摸头，如患肢上臂外展、外旋，用手摸自己的后头部；反臂摸腰，如患肢上臂外展、内旋、屈肘、后伸，然后用手指背侧触摸腰部。X 片诊断骨折已愈合 6～8 周后，可使用弹力带进行抗阻练习。

六、肘关节脱位

肘关节由肱骨下端和尺骨、桡骨上端构成，包括三个关节（肱尺关节、肱桡关节和尺桡上关节）。肘关节后部关节囊及韧带较薄弱，易发生后脱位。运动中肘关节后脱位最为常见，大多发生于体操、摔跤、跆拳道等。

（一）病因

肘关节脱位一般由传达暴力和杠杆作用所造成。如图 4-9 所示。

（1）跌倒时用手撑地，关节在半伸直位，作用力沿尺、桡骨长轴向上传导，使尺、桡骨上端向近侧冲击，并向上后方移位。当传达暴力使肘关节过度后伸时，尺骨鹰嘴冲击肱骨下端的鹰嘴窝，产生一种有力的杠杆作用，使止于喙突上的肱前肌和肘关节囊前壁撕裂。肱骨下端继续前移，尺骨鹰嘴向后移，形成肘关节后脱位。

（2）由于暴力方向不同，尺骨鹰嘴除向后移位外，有时还可向内侧或外侧移位，有些病例可合并喙突骨折。肱前肌被剥离，以致形成血肿，肘关节脱位可合并肱骨内上髁骨折；有时骨折片嵌在关节内阻碍复位，甚至有尺神经的损伤。

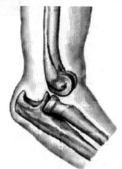 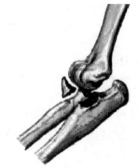

(a)肘关节后脱位　　(b)肘关节后脱位合并冠突骨折

图 4-9　肘关节脱位

（3）肘关节前脱位很少见，多为直接暴力所致。在伸肘位、肘后施以暴力，造成鹰嘴骨折后向前脱位。

（二）症状

肘部明显畸形，肘窝部饱满，前臂外观变短，尺骨鹰嘴后突，肘后部空虚和凹陷。关节弹性固定于 $120°\sim140°$，只有微小的被动活动度。

肘后骨性标志关系改变，在正常情况下肘呈伸直位时，尺骨鹰嘴和肱骨内、外上髁三点呈一直线；屈肘时则呈一等腰三角形。脱位时上述关系被破坏，肱骨髁上骨折时三角关系保持正常，此征是鉴别二者的要点（见图 2-32）。

X 线检查确诊脱位情况以及有无合并骨折。

（三）治疗

1. 手法复位

（1）肘关节后脱位

用牵引复位法。复位后，用石膏或夹板将肘固定于屈曲 90°位（见图 3-32），3～4 周后去除固定，逐渐练习关节自动活动，要防止被动牵拉，以免引起骨化肌炎。

（2）肘关节前脱位

复位时，应将肘关节呈高度屈曲位进行，一助手牵拉上臂，术者握前臂，推前臂向后，即可复位。复位后半伸肘位固定 4 周左右。

2. 手术复位

不能手法复位或合并有骨折时，应采取手术复位。合并有尺神经损伤时，应在保护神经的条件下进行手术复位；如关节软骨已破坏，应考虑做肘关节成形术或人工关节置换术。

3. 功能锻炼

脱位整复后，应鼓励患者早期进行功能锻炼，固定期间可做肩、腕及掌指关节活动，解除固定后逐渐开始肘关节主动活动，活动时以屈肘为主。但必须禁止肘关节的粗暴被动活动，以免发生损伤性骨化。

七、肱骨外上髁炎（网球肘）

肱骨外上髁炎，亦称肱骨外髁骨膜炎，因在网球运动员中较常见，故又称"网球肘"。肱骨外上髁炎是前臂伸（屈）腕肌反复牵拉，引起附着于肱骨外上髁处的肌腱发炎或变性。如图 4-10 所示。

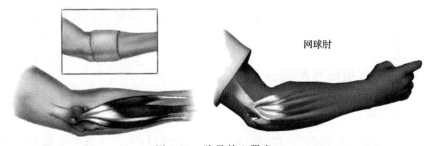

网球肘

图 4-10 肱骨外上髁炎

（一）病因

因前臂过度的旋前或旋后、腕部伸屈运动过多或过重，前臂伸肌群的长期反复强烈的收缩、牵拉，这些肌腱的附着处发生不同程度的急性或慢性积累性损伤，肌纤维产生撕裂、出血、机化、粘连，形成无菌性炎症反应而发病。

如网球击球时，持续牵拉引起伸肘肌肉疲劳；当反手回球时，伸肘关节与腕关节用力，可损伤伸肌腱，尤其是桡侧腕短伸肌。反复慢性损伤的长期累积可导致伸肘肌肉损伤，引起局部疼痛，肱骨外上髁骨膜下出血，骨膜炎、骨膜钙化及瘢痕形成。

（二）症状

本病起病缓慢。初起时在劳累后偶感肘外侧疼痛，伸腕时疼痛加剧，休息时痛感减轻；提重物时感疼痛、乏力，疼痛甚至可向上臂及前臂放散，影响肢体活动，但在静息时多无症状。局部多不红肿,较重时局部可有微热。

桡侧腕短伸肌起点(即肘关节外上方)压痛点明显,关节活动度正常;病程长者偶有肌萎缩,肘关节伸屈旋转功能虽正常,但做抗阻力的腕关节背伸和前臂旋后动作可引起患处疼痛。肱骨外上髁炎抗阻力试验阳性(见图 2-31)。

(三)治疗

1. 物理疗法

早期可停止训练让肘关节局部休息。肘部热敷,并结合针灸、推拿、微波等有一定疗效。加强肘部肌肉力量和伸腕肌群力量,避免单打一的训练模式。

2. 痛点封闭治疗

压痛处注射普鲁卡因和强的松龙混合液。每周注射 1 次,2~3 次为 1 个疗程。

3. 理筋手法

患者正坐,术者一手由背侧握住腕部,另一手掌心顶托肘后部,拇指按压在肱桡关节处,握腕手使桡腕关节掌屈,并使肘关节做屈、伸交替的动作,同时另一手于肘关节由屈曲变伸在肘后部向前顶推,使肘关节过伸,肱桡关节间隙加大,如有粘连时,可撕开桡侧腕伸粘连。

4. 手术治疗

严重影响训练和生活者,采取手术治疗。可适用伸肌总腱附着点松懈、延长术,关节镜下嵌入滑膜切除术等。

八、肘关节损伤性滑膜炎

(一)病因

做用力甩鞭动作或肘关节过伸,将嵌入的滑膜挤伤,产生肘关节局部滑膜炎,关节出现水肿、疼痛、活动受限等。损伤多发于体操、举重运动员等,网球、羽毛球、乒乓球运动员中也较多见,患者通常有肘过伸受伤或劳损史。如图 4-11 所示。

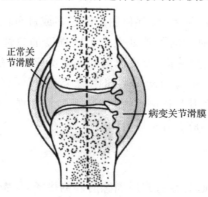

正常关节滑膜

病变关节滑膜

图 4-11　肘关节损伤性滑膜炎

（二）症状

检查时，一手握住患者前臂，另一只手的拇指尖将关节隙的受伤滑膜按入关节隙，再同时将肘伸直，这时伤部多刺痛难忍，即为阳性。最常见的关节挤压痛点是在鹰嘴的外侧缘。

（三）治疗

局部以普鲁卡因封闭，症状多立即消失，可助确诊。针灸、理疗（热敷、微波）等都有疗效。疼痛严重、病史较长，滑膜已明显增厚者，可考虑手术切除。

九、肘关节内侧软组织损伤

肘关节内侧软组织损伤，包括尺侧副韧带、关节囊、屈指屈腕肌和旋前圆肌及其附着处的拉伤、掼伤和撕裂伤。这些损伤的机制基本相同，只是引起损伤的外力强弱和损伤的严重程度不同，有时可合并肱骨内上髁的撕脱骨折，前臂屈肌总腱损伤或尺侧屈腕肌损伤可引起"肱骨内上髁炎"。损伤多发于投掷、举重、体操、高尔夫球运动员等。如图 4-12 所示。

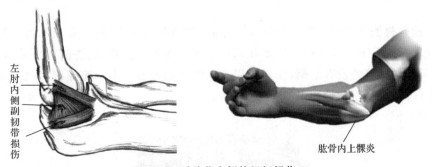

左肘内侧副韧带损伤

肱骨内上髁炎

图 4-12 肘关节内侧软组织损伤

（一）病因

手腕屈肌群及前臂旋前圆肌突然猛烈收缩与过度牵扯，或肘关节突然爆发性外展或过伸，使肌肉和韧带不能适应和承担该动作的力学要求；其他如局部负荷过度、受到过度的牵扯导致疲劳，运动前准备活动不充分，都可引起内侧屈肌及旋前圆肌、内侧副韧带和关节囊的损伤。

投掷标枪时的"出手"动作，由于标枪的反作用力迫使前臂突然外展，可引起内侧副韧带的损伤；举重时提起杠铃或提铃后的突然"翻腕"动作，屈肌的暴发性收缩或被动牵扯都可引起屈肌附着点的掼伤或撕裂，肘关节的突然过伸，引起前部关节囊拉伤及后部滑膜的挤压伤；体操运动员做"后手翻"动作或跌倒时，在前臂旋后、肘关节微屈位时用手掌撑地，可因前臂突然外展引起内侧副韧带的损伤，甚至发生断裂或撕脱骨折。

（二）症状

急性损伤后，肘内侧疼痛。肘关节屈伸运动受限。局部微肿，若有组织断裂，则出现皮下瘀血；关节肿胀明显，轮廓不清。慢性损伤者肿胀不明显，损伤部位有明显压痛，准备活动后疼痛消失，在完成动作时出现"软肘"现象，动作质量不高。

做肘关节被动外展外旋或屈肘屈腕，前臂旋前抗阻力收缩活动时（检查内侧伤），做腕关节背伸前臂旋后抗阻力活动和肘关节稍弯曲、手半握拳，腕关节尽量掌屈，然后前臂旋前并逐渐伸直时（检查外侧伤），均可出现疼痛明显加重症状。

（三）治疗

（1）急性损伤时，局部用冷敷，加压包扎，屈肘 90°使用三角巾悬吊固定。24 小时后外敷新伤药，实施理疗、痛点注射等。

（2）慢性损伤者，应以理疗、按摩、针灸治疗为主。

（3）手术治疗。对韧带损伤严重者（如内侧副韧带断裂），应进行手术修补。

十、桡侧伸腕肌腱周围炎

前臂桡侧伸肌群主要有桡侧腕长伸肌、桡侧腕短伸肌、拇长展肌和拇短伸肌。在前臂背侧中下 1/3 处拇长展肌和拇短伸肌从桡侧腕长伸肌、桡侧腕短伸肌的上面斜行跨过，该处没有腱鞘，仅有一层疏松的腱膜覆盖。由于腕伸肌活动频繁、无腱鞘保护，容易引起肌腱及其周围的劳损（见图 4-13）。多见于体操、举重、帆板帆船运动员等。

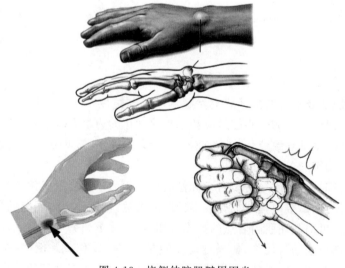

图 4-13　桡侧伸腕肌腱周围炎

（一）病因

在桡侧腕长、短伸肌将腕关节固定于背伸位的情况下用力握物或提重物，因与拇长展肌腱、拇短伸肌腱运动方向不一而互相摩擦，引起肌腱及其周围筋膜的局部损伤。当腕部或拇指频繁过度伸屈活动，引起桡侧伸腕肌周围腱膜劳损、筋膜无菌性炎症。

（二）症状

表现为腕桡侧部疼痛、乏力，局部充血、水肿，并有炎性渗出；前臂中下 1/3 段桡骨背侧肿胀疼痛明显，做腕关节的伸展活动时疼痛加剧，腕部活动受限。以单拇指按在患处屈伸腕关节或握拳并做腕关节伸屈时，有疼痛感，可听到有"吱吱"的捻发音（见图 2-33）。症状轻者，不易检查出。

（三）治疗

（1）以理疗、按摩治疗为主，症状严重者可采用痛点封闭治疗。

（2）发病急而一活动即疼痛者，应腕关节制动，用夹板固定腕关节 1～2 周，三角巾悬吊患肢。待捻发感消失后去除固定，逐步恢复运动。

十一、屈指肌腱腱鞘炎

（一）病因

屈指肌腱腱鞘炎是由于屈指肌腱与掌指关节处的屈指肌腱纤维鞘管反复摩擦，产生慢性无菌性炎症反应，局部出现渗出、水肿和纤维化，鞘管壁变厚，肌腱局部变粗，肌腱在管内滑动困难。久而久之肌腱在管外形成一个膨大部。当肿大的肌腱通过狭窄鞘管隧道时，出现手指的弹拨动作和响声，故又称为"扳机指或弹响指"。在举重等过量使用手部运动的项目中常见。如图 4-14 所示。

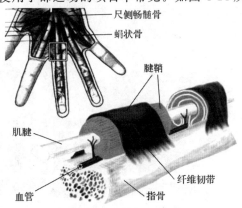

图 4-14　手指屈指肌腱、腱鞘结构

（二）症状

患指不能自由屈伸，伴有疼痛，勉强伸指时手指出现弹跳动作，早晨起或活动时加重。患指伸屈活动障碍。患指手掌面掌骨头处可摸到结节状物，手指屈伸时可感到结节状物滑动，压痛明显。如图 4-15 所示。

如已有管腔狭窄，手指屈伸时有发生扳机样动作或弹响。严重者手指交锁于屈曲位不能伸直或伸直位不能屈曲。

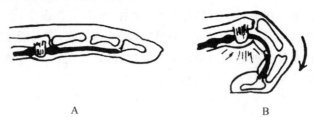

A   B

图 4-15　屈指肌腱腱鞘炎

（三）治疗

（1）理疗（红外线、微波等）、按摩或热敷。用拇指按压和揉捏肌腱的膨大部，进行手指屈伸锻炼。

（2）早期减轻手指活动量；严重疼痛患者，采用痛点封闭治疗。经非手术治疗无效或反复发作、腱鞘已有狭窄者，可行手术治疗，切开腱鞘并切去一小块，同时充分松解屈肌腱周围粘连。

十二、腕舟状骨骨折

腕舟状骨是八块腕骨中最易发生骨折的一块，临床上有一部分舟状骨骨折初次 X 线检查阴性而被漏诊。多见于体操、足球、篮球、举重及排球运动中。如图 4-16所示。

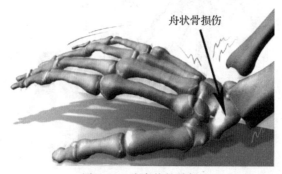

舟状骨损伤

图 4-16　腕舟状骨骨折

（一）病因

腕舟状骨骨折常由间接暴力导致。跌倒手掌触地，手腕强度背屈，轻微桡偏，桡骨背侧缘切断舟骨。在体育运动中，足球守门员扑球、跳马支撑起跳、举重翻腕时，易发生意外致伤。

（二）症状

骨折后出现局部肿胀、疼痛，腕关节活动受限并加重疼痛。鼻咽窝处及舟骨结节处有肿胀和压痛，腕关节背伸桡偏时疼痛加剧；第2、3掌骨头纵向叩击，腕部桡侧有剧烈疼痛。

舟状骨有时发生轻微骨折症状不明显，与腕扭伤症状相似，易误诊。未及时治疗，易出现延迟愈合、缺血坏死，引发创伤性关节炎等症状。若怀疑有骨折时，应暂按骨折处理，待二周后，复查X片。由于骨折处骨质吸收，骨折线能明显认出。

（三）治疗

（1）腕舟状骨骨折很少移位，一般不须整复。若有移位时，可用手法牵引复位。

（2）骨折采用短臂石膏管型或小夹板固定3周。小夹板固定腕关节伸直略向尺偏、拇指于对掌位；短臂石膏管型固定腕关节于背伸30°、尺偏10°、拇指对掌和前臂中立位。

固定期间应进行拇指、肘、肩关节的功能锻炼，解除外固定后应加强腕关节的活动。

（3）骨折不愈合或已有骨折片坏死的陈旧性舟状骨骨折，需手术治疗。若出现无菌性坏死，可采用人工腕舟状骨植入。

十三、腕管综合征

腕管综合征是正中神经在腕管内受压而引起的手指麻木等症状。

（一）病因

腕管是腕掌部的一个骨纤维管，拇长屈肌和4根屈指浅肌腱、4根屈指深肌腱及正中神经通过此管进入手部。腕管在手腕掌桡侧，由腕骨和腕横韧带构成，腕横韧带坚韧，近侧缘增厚。

当腕部外伤、骨折、脱位、扭伤或腕部劳损等，引起腕横韧带增厚或管内的肌腱肿胀，膨大引起腕管相对变窄或腕骨退变增生，使管腔内周径缩小，从而压迫正中神经，引起桡侧3～4个手指麻木、疼痛、无力。腕管综合征发病与慢性损伤有关，手及腕运动强度大时容易发病。长期使用鼠标，易引发腕管综合症，又称"鼠标手"。此损伤在乒乓球、高尔夫球、网球运动员中较多见。如图 4-17 所示。

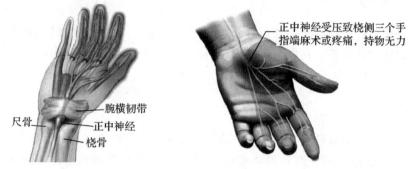

图 4-17 腕管综合征

（二）症状

主要为正中神经受压,食指、中指和无名指麻木、刺痛或呈烧灼样痛,白天运动后夜间加剧,甚至于睡眠中痛醒;局部性疼痛常放射到肘部及肩部;拇指外展肌力差,偶有端物、提物时突然失手。

压迫或叩击腕横韧带、背伸腕关节时疼痛加重;病程长者有大鱼际肌萎缩。腕部、手掌面、拇指、食指、中指出现麻痛,或者伴有手动作不灵活、无力等;疼痛症状夜间或清晨加重,可放射到肘、肩部,压指试验阳性。

有些疾病出现的症状与腕管综合征相似,注意鉴别,最主要的是要与末梢神经炎、神经根型颈椎病相鉴别。末梢神经炎以手指麻木为主,疼痛较轻,多为双手呈对称性感觉障碍。神经根型颈椎病疼痛呈放射性,从颈部、肩部向远端放射;患者同时有颈部、肩部、上肢及手的症状。疼痛与颈部活动有一定关系,疼痛及感觉障碍范围广。目前诊断腕管综合征的最佳方法是电生理检查。

（三）治疗

（1）病情较轻者采用保守治疗:

①保持腕关节休息状态。疼痛加剧,可戴护腕或用石膏固定,限制腕关节活动。

②理疗、局部痛点注射,服用消炎止痛类药物。

（2）保守治疗无效,或疼痛症状加重、有大鱼际肌萎缩者,可手术治疗。手术切开腕横韧带,解除对正中神经的压迫。

十四、腕软骨盘损伤

腕软骨盘损伤又称腕三角纤维软骨盘损伤。腕三角纤维软骨是手掌尺侧的软骨、韧带复合体结构,位于尺骨远端和尺侧腕骨之间,损伤后腕部尺侧疼痛。多见于体操、排球、羽毛球、射箭运动员中。

（一）病因

腕三角软骨盘损伤多数是由于慢性损伤或劳损所致。软骨盘挤压于尺骨、三角骨及月骨之间而发生破裂或撕脱，也有腕部做过多的支撑固定动作时，因反复背伸、旋转挤压引起软骨的慢性损伤。如运动中前臂和腕部反复旋转、负荷过度，使软骨盘长期受到碾磨或牵扯，桡尺远侧关节受到过度的剪力作用而致伤。前臂与腕关节柔韧素质差的运动员或运动中经常用力挥拍，易造成损伤。

急性损伤大多为暴力所致。在摔倒时手掌撑地、腕关节过度背伸，前臂极度前旋或向尺侧偏斜、扭转挤压等，三角纤维软骨盘被拉紧、扭动，如果旋转力或剪力作用过大，则导致三角纤维软骨盘的附着处撕断、分离，甚至使软骨盘撕裂，桡尺远侧关节间产生不同程度的扭伤分离或脱位。如图 4-18 所示。

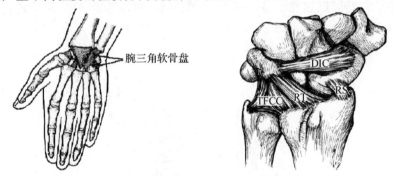

图 4-18　腕三角软骨盘损伤（TFCC：三角纤维软骨复合体）

（二）症状

腕关节尺侧或腕关节内疼痛、活动度下降，腕部感到软弱无力，握力减退；当前臂或腕部做旋转活动时，疼痛加重。多无腕部肿胀，压痛点多局限于尺骨茎突远方的关节间隙处和桡尺远侧关节背侧间隙处；做腕关节背伸尺侧倾斜受压时，出现疼痛。桡尺侧关节松弛或半脱位、脱位时，尺骨小头明显地在腕背部隆起，与正常侧比较，推之活动范围明显增加，按之可平，松手又再见隆起。尺腕应力试验阳性。

腕软骨盘损伤易忽略，导致经久不愈，严重影响运动员的训练。

（三）治疗

及时治疗新损伤，局部外敷消肿止痛药，采用痛点注射；控制腕部运动（特别是腕部与前臂的旋转活动），适当固定，将前臂固定于中立位。有尺骨小头向背侧隆起者，须加压包扎固定。

急性损伤愈合一般需 3～4 周。腕关节做屈伸和支撑动作无疼痛后，可逐渐进行腕与前臂的旋转动作，练习时必须佩带保护支持带。

慢性伤者练习时正确使用肌贴或保护带，限制腕关节背伸和旋转活动范围；使用护腕或在护腕外加弹力绷带包扎,以防训练再受伤。合理安排腕部的局部负荷,加强前臂与手腕的力量练习和柔韧性练习,增强屈腕肌和伸腕肌的肌力练习。

第四节 常见的下肢和躯干运动损伤及其处理

一、股四头肌挫伤

股四头肌由股直肌、股内侧肌、股外侧肌及股中间肌组成,功能是使小腿伸、大腿伸和屈,具有伸膝、屈髋作用。田径、足球、摔跤、体操等运动中,易受到直接暴力使股四头肌挫伤。如图 4-19 所示。

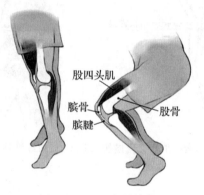

图 4-19 股四头肌挫伤

（一）病因

剧烈奔跑或突然用力踢腿,股四头肌猛然收缩,或股四头肌受直接钝性暴力撞击造成挫伤、肌纤维断裂。

（二）症状

局部肿胀明显,皮下出血有瘀斑,疼痛剧烈,局部有压痛。肌肉收缩能力降低,膝关节屈伸功能有一定程度的受限。股四头肌损伤严重时会造成断裂,甚至发生股四头肌髌骨上缘撕裂,髌骨骨膜也随之撕脱,可产生骨膜出血,日久血肿发生机化、钙化、骨化等。如图 4-20 所示。

轻度挫伤表现为局部有压痛;中度挫伤时肿胀明显,膝关节不能屈曲到 90°,出现跛行;有严重挫伤时,出现广泛肿胀,膝关节有积液,膝关节不能屈曲到 135°,屈膝、屈髋活动明显受限,出现髌骨上下位置改变。

当肌肉严重挫伤时,形成血肿,伴有肌膜破裂,使成骨细胞游离至肌肉,造成骨骼异位生长(见图 4-21)。患处出现肿痛,肌肉中会逐渐出现类似骨骼的硬块。如果挫伤合并组织内出血或血肿时,严禁伤后急性期进行按摩、伸展或牵拉运动。

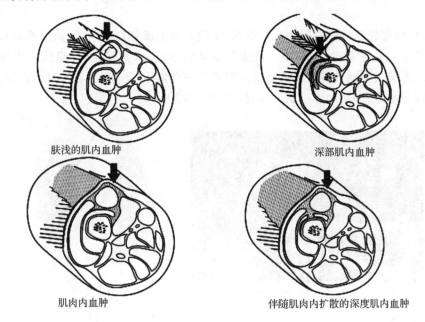

肤浅的肌内血肿　　　　　　　　　　深部肌内血肿

肌肉内血肿　　　　　　伴随肌肉内扩散的深度肌内血肿

图 4-20　肌肉内血肿

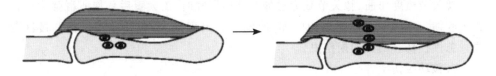

图 4-21　骨化性肌炎的形成(成骨细胞在骨膜损伤处生长→成骨细胞进入肌肉内生长)

(三)治疗

1. 急性期

限制活动,制动、冷敷止血、抬高伤肢,用弹性绷带加压包扎。

2. 中晚期

24 小时后,热疗、理疗(电疗、微波)等。要防止组织粘连、骨化性肌炎的发生,可使用超音波治疗。

3. 机能恢复期

膝关节伸直练习,伸肌抗阻力量练习。

4. 手术治疗

急性股四头肌断裂 2/3 以上,确诊后应于 48 小时内手术治疗,手术缝合后早期应伸直位固定。

二、大腿后部屈肌损伤

大腿后部屈肌(腘绳肌)由股二头肌、半腱肌和半膜肌构成,三块肌肉都为双关节肌,其作用是伸大腿、屈小腿。当膝关节呈屈曲位时,半腱肌、半膜肌使小腿内旋,股二头肌使小腿外旋。大腿后部屈肌群损伤在做跑、跳、跨栏动作时最高发,摔跤、体操等踢腿、压腿动作中也较常见。如图 4-22 所示。

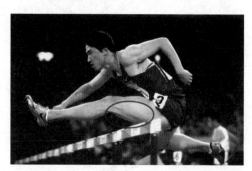
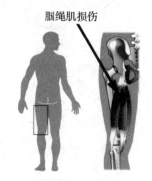

腘绳肌损伤

图 4-22　大腿后部屈肌损伤

(一)病因

髋关节极度屈曲、膝关节猛力过伸及伸髋屈膝时,需大腿后部屈肌群强力而快速地收缩。运动中不断地强力收缩,使腘绳肌出现损伤,包括急性损伤和慢性劳损。急性损伤有明显的损伤史。

1. 被动拉伤

被动拉伤是在股后屈肌已经处于牵张状态时再受牵拉所致。如体操"压腿""劈叉",跨栏时摆动腿(前腿)前伸再突然弯腰,短跑"屈膝向前""摆腿"时,都易被动地拉伤该群肌肉。损伤部位常见于坐骨结节的腱与止点部。

2. 主动用力拉伤

当加速跑跳、后蹬腿时,膝关节由屈曲位移向伸直位,屈肌用力收缩时的地面反作用,使该肌群处于极度紧张状态,再加上股四头肌的突然猛力伸膝,牵拉该肌造成损伤,常见于 100 米赛跑的起跑后至 15～30 米或 60～70 米用力加速时、跳远踏跳后蹬用力时,损伤部位以肌腹为多见。

(二)症状

主要症状是大腿后侧疼痛。伤后即刻压痛的范围较局限,出现肿胀后压痛范围较广泛。轻度损伤者于休息位时不痛,仅在重复损伤动作时疼痛,快速行走时疼痛加剧;重度损伤者走路也痛,出现跛行,下肢多处于屈曲位。

急性损伤时,若肌腹断裂出血较多形成较大血肿,则大腿迅速肿胀,皮下出现瘀血。若肌肉断裂，受伤瞬间可听到断裂响声，则肌肉出现收缩畸形。若肌腹中间完全断裂，则出现"双驼峰"畸形；一端完全断裂则用力时肌肉收缩成球状，部分断裂时只见伤部凹陷。

慢性劳损多因运动中反复伸髋屈膝，腘绳肌细微损伤积累而致。常在重复受伤动作或被动牵拉时疼痛，或做跳跃动作时疼痛，多在剧烈运动后发生。

患者平卧、双膝屈曲 90°置于床上，检查者双手触按腘绳肌肌腱的张力，然后进行双侧对比，患侧张力减弱或消失。抗阻屈膝或抗阻伸髋试验阳性。

（三）治疗

损伤后立即冷敷、加压包扎并抬高伤肢。症状较轻者于 24 小时后，可采用外敷新伤药、理疗、药物痛点注射等治疗。MRI 检查后诊断肌肉完全断裂或合并严重血肿者，考虑早期手术治疗。

三、髌骨劳损

髌骨劳损是髌骨软骨软化症和髌骨周缘腱止装置慢性损伤的统称。这两种损伤可单独发生，也可同时存在。此伤在篮球、排球、投掷运动员中发病率较高。

（一）病因

1. 髌骨软骨软化症

髌骨软骨软化症主要是膝关节长期负担过度或反复微细损伤的积累而成，也可由局部遭受一次撞击和牵扯所致。尤其是膝关节处于半蹲位时，由于韧带松弛，膝关节的稳定性下降。此时，膝关节的稳定性主要靠髌骨和股四头肌来维持，髌骨周围腱止部和髌骨韧带所承受的牵拉张力及髌、股骨相应关节面间所承受的挤压应力都较大。若半蹲位时起跳"发力"或屈伸扭转，髌骨周围腱止部所承受的牵拉张力更大，髌骨关节面间产生错动、拧扭、撞击和摩擦。如图 4-23 所示。

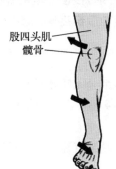
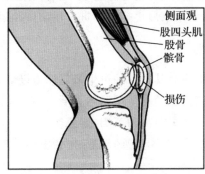

图 4-23　髌骨劳损

在篮球的滑步、防守、急停、进攻和上篮；跳高、跳远的踏跳和最后一步制动；排球运动中的起跳和滚动救球；投掷铁饼时的半蹲转体等，若运动量安排不当，在一段时间内膝关节的这种负荷过多，都可能发生这种损伤。

2.跳跃者膝

跳跃者膝又称髌腱末端病、髌腱炎。髌腱是连接髌骨到小腿胫骨的肌腱结构，与股四头肌、髌骨共同构成"伸膝装置"。跳跃者膝就是由于"伸膝装置"反复过度载荷，造成髌腱的微损伤。

跑跳项目都可以发生跳跃者膝，如篮球、排球、足球等。由于跳跃后"落地"时股四头肌的收缩，在髌腱处产生"离心性载荷"，反复牵拉导致损伤。如足球运动员在踢球瞬间髌腱处产生的负荷是人体重量的 7 倍，排球运动员弹跳落地时的负荷可以达到体重的 9～11 倍。

（二）症状

1.髌骨软骨软化症

早期或轻型病例，在大运动量训练后感到膝痛和膝软，休息后症状多可消失。随着病变的进展，疼痛逐渐加重，准备活动后症状常可减轻，运动结束后又加重，休息后又可减轻。继后出现持续痛，个别严重者走路和静坐时也痛。膝关节疼痛发软与动作关系密切，主要表现为半蹲痛和上下楼梯痛，甚至在半蹲"发力"时因膝关节酸软乏力而突然坐下或跌倒。

膝关节有不同程度的积液。病程长、症状较重者常有股四头肌萎缩（以股内肌为明显）。单足半蹲试验时，出现膝痛软（见图 2-45）。抗阻伸膝试验时，多在伸膝至 $110°～150°$ 有疼痛，髌骨周缘有压痛。髌骨软骨病患者在患膝屈曲不同位置下按压髌骨并上下、左右推动髌骨时，出现髌骨压痛；按压髌骨再嘱患者屈伸膝关节时，出现关节面摩擦音或疼痛。

2.跳跃者膝

症状为"膝前痛"，主要位于髌腱周围和髌骨下极。表现为髌骨下极髌腱止点处有明显指压痛或指刮痛。开始仅于运动结束后疼痛，慢慢为运动开始阶段疼痛，运动中好转，运动结束后疼痛。加重后运动中和运动后都疼痛，最终为髌腱断裂。

（三）治疗

关节软骨损伤后其本身的再生修复能力极低，至今无特效的治疗方法，应重视预防。加强股四头肌的力量是防治髌骨劳损的积极手段，如靠墙静蹲练习。肌力训练时注意控制膝关节活动范围，避免疼痛。

（1）理疗、针灸、按摩、中药外敷、中药渗透药外敷或直流电导入等。

（2）髌骨周缘痛点注射。

（3）手术。保守治疗无效、症状逐渐加剧或有关节游离体，并出现交锁现象时，考虑手术治疗，如关节镜下髌骨软骨创削术。

四、膝关节半月板损伤

膝关节是人体结构最复杂、关节面最大、杠杆作用最强、负重大、不稳定、易受伤的关节。

半月板是膝关节内的纤维软骨，具有一定的弹性。半月板能增强关节的稳定性，有缓冲震动、分布滑液、防止周围软组织挤入关节的功能。半月板撕裂是最常见的半月板损伤，在篮球、体操、足球、举重等运动项目中高发。

（一）病因

半月板分两部分。内侧半月板大而较薄，呈"C"形，前端狭窄而后部较宽。前端位于前交叉韧带的前方，后端边缘与关节囊纤维层及胫侧副韧带紧密愈着。外侧半月板较小，呈"O"形，中部宽阔，前、后部均较狭窄。如图 4-24 所示。

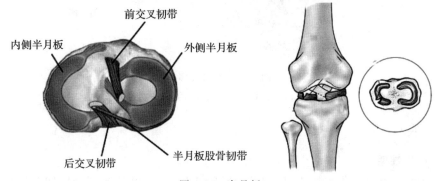

图 4-24　半月板

半月板有一定的活动性。当膝关节伸直时，半月板向前移动；屈曲时，半月板向后移动；膝关节半屈曲做小腿外展外旋或内收、内旋时，两侧半月板一前一后移动。因此，膝关节屈伸过程中若同时伴有膝关节的扭转内外翻动作时，半月板本身出现不一致的矛盾活动，使半月板在股骨髁与胫骨平台之间发生剧烈摩擦，容易造成损伤。

多数患者有明确的外伤史。运动时，当膝关节屈曲，小腿固定于外展、外旋位，大腿突然内收、内旋并伸直膝关节时，可能引起内侧半月板损伤；若小腿固定于内收、内旋位，大腿突然外展、外旋并伸直膝关节时，可能引起外侧半月板损伤；膝关节突然猛力过伸及腘绳肌肌腱的前后断裂，可引起半月板前角损伤或半月板边缘分离。

（二）症状

主要症状是行走疼痛。

半月板急性损伤时常合并滑膜损伤，或半月板活动牵拉滑膜而产生膝关节剧烈疼痛,尤以伤侧更明显。受伤早期由于产生急性创伤性滑膜炎和韧带损伤,因而会出现关节积血肿胀;慢性期因半月板异常活动牵扯滑膜则可出现少量积液。膝关节活动时可听到清脆的响声,并常伴有疼痛。在行走或做某个动作时,由于破裂的半月板突然移位,卡在股骨髁与胫骨平台之间,出现膝关节突然不能屈伸的"交锁"现象。上下楼梯感到下肢无力。如图 4-25 所示。

慢性损伤常有股四头肌萎缩现象,尤以股内肌更为明显。膝关节研磨试验和麦氏实验阳性(见图 2-47 和图 2-48)。

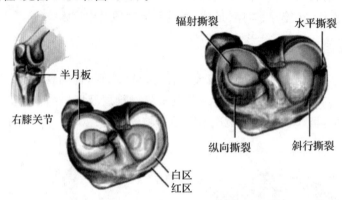

图 4-25 半月板损伤
(红区:血供区;白区:无血供,靠关节液提供营养)

(三)治疗

1.急性期

治疗急性创伤性滑膜炎,以制动、消肿、止痛为主,并适当配合股四头肌练习,以防肌肉萎缩。若关节血肿明显者,应在无菌条件下抽出积水、积血,然后用石膏或夹板固定 2~3 周,局部外敷活血、消肿、止痛的中草药。最好采用支架固定,同时进行康复练习,防止关节僵直、粘连。

2.慢性期

按摩、理疗、外敷中草药均可选用。根据症状的轻重选择合适的下肢锻炼方式,可逐渐增加负荷量,但应避免做重复受伤动作,以免再次受伤。

3.手术

症状严重、肿痛明显、经常交锁妨碍体育锻炼者,应手术切除受伤的半月板,以免引起继发性滑膜和关节软骨损伤。半月板切除,对一般的体育活动没有明显影响。

对膝关节负担较大的项目(如足球、篮球、排球、体操运动等),宜尽早切除,以免因破碎半月板的磨损及关节运动行走轨迹的改变而导致关节软骨继发损伤,或因动作失调引起其他意外损伤;对膝关节负荷较小的项目(如田径类),可在严密观察下进行运动,必要时再手术切除。

五、膝关节内侧副韧带损伤

膝关节的关节囊松弛薄弱,膝关节的稳定性主要依靠韧带和肌肉,其中内侧副韧带最为重要。

(一)病因

内侧副韧带损伤多为暴力所致。膝关节内侧副韧带损伤系由膝关节突然外翻所致,即膝屈曲($130°\sim150°$),小腿突然外展外旋,或足与小腿固定,大腿突然内收、内旋,如踢足球时"两人对脚";摔跤"用绊";滑雪运动中雪橇板被障碍物"钩住";体操腾空落地的姿势不正确,双足没有并拢而失去平衡向侧方跌倒;膝关节外侧受到暴力打击等。这些暴力使膝关节趋向半脱位。若扭转的力量不大,损伤只局限于内侧副韧带本身的部分断裂;若扭转的力量较大,可引起内侧副韧带的完全断裂或合并内侧半月板、十字韧带的撕裂。如图 4-26 所示。

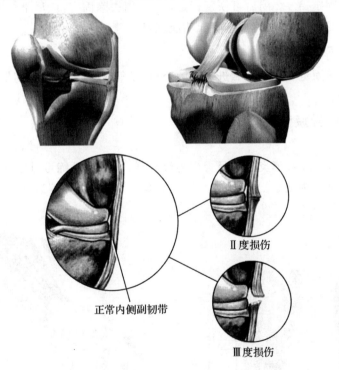

图 4-26　膝关节内侧副韧带损伤

(二)症状

膝内侧红肿,若内侧副韧带撕裂,则出现皮下瘀血,如深层断裂或合并半月板或十字韧带损伤,膝关节出现血肿。

伤后膝内侧剧痛,随即又可减轻,随后疼痛又逐渐加重。因疼痛及继而出现半腱肌、半膜肌的反射性保护性痉挛,致使膝关节被固定于微屈位,屈伸功能明显受限,被动伸屈时有抵抗感。

局部压痛,尤以股骨附着处压痛较明显。膝关节分离实验阳性。膝关节微屈(20°~30°)并轻轻外展小腿时,膝内侧出现疼痛,为内侧韧带扭伤或部分断裂;若感觉到膝内侧关节间隙增大,关节面互相分离,出现小腿异常的外展活动,则内侧副韧带完全断裂(见图 2-46)。采用双膝强力外翻位下拍 X 光正位片,如韧带完全断裂,则伤侧关节间隙增宽。

(三)治疗

1. 部分损伤

伤后应立即用氯乙烷或冰袋局部冷敷、加压包扎,并抬高伤肢以减少出血、肿胀。24 小时后根据伤情可选用新伤药外敷、痛点药物注射、理疗等。较严重者用夹板或石膏固定,1~2 周后可恢复行走,4~6 周去除固定,应尽早投入康复锻炼,进行膝关节屈伸活动,注意股四头肌功能练习。

2. 韧带完全断裂

应在包扎固定后送医院做进一步的处理,以争取早期手术,做韧带重建术。

六、胫腓骨疲劳性骨膜炎

胫腓骨疲劳性骨膜炎又称胫骨应力综合征,是因跑跳练习过多而引起小腿骨疼痛的一种常见损伤(见图 4-27)。此伤在田径、足球、篮球等运动中发生率较高,尤其是青少年。

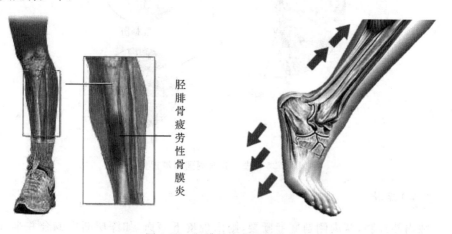

图 4-27　胫腓骨疲劳性骨膜炎

（一）病因

在过硬的运动场地活动时间过长，在跑跳过程中足部反复用力后蹬，身体重力以及支撑反作用力反复作用于下肢，使小腿肌肉长期处于紧张状态，肌肉不断受到牵扯、冲击，使小腿胫腓骨骨膜撕裂，骨膜血管扩张、充血、水肿或骨膜下出血，血肿机化、骨膜增生及骨质产生骨膜炎性改变。跑跳技术要领发挥不好，动作不正确，小腿肌肉力量不足，不适合的鞋子都有可能加剧症状，甚至导致应力性骨折。

（二）症状

疼痛是胫腓骨疲劳性骨膜炎的主要症状。初期多在运动中或运动后疼痛，休息后症状消失。若继续参加过大负荷的跑跳运动，疼痛逐渐加重，部分病例出现夜间疼痛，个别严重者出现跛行。后蹬痛是胫腓骨疲劳性骨膜炎的重要体征。患者用患侧足尖用力向后蹬地时发生疼痛，

急性期多有局部可凹性水肿，尤以小腿下段较明显。胫骨内侧面、内后缘或腓骨下端有压痛，压痛点一般与肌肉附着点无明显关系。病程较长的晚期病例，在胫骨内侧面上常触及小结节或肿块，压之锐痛。腓骨骨膜炎的患者，可见腓骨下端膨隆。

（三）治疗

（1）早期症状较轻的病例，无需特殊治疗。运动时用弹力绷带将小腿裹扎或合理使用肌贴，如图 3-52（a）所示；调整训练计划，减少下肢运动量或少做需用下肢活动的运动项目；休息时抬高患肢，多可痊愈。

（2）经常疼痛或运动后疼痛较重应暂停运动训练休息，用弹性绷带裹扎小腿、抬高患肢，配合中药熏洗或外敷，针灸、按摩、碘离子导入或微波治疗等。

（3）伤愈后重新参加运动训练时，运动量必须逐渐增加，以免复发。

七、踝关节韧带损伤

在外力作用下，关节骤然向一侧活动而超过其正常活动度时，引起关节周围软组织如关节囊、韧带、肌腱等发生撕裂伤，轻者仅有部分韧带纤维撕裂，重者可使韧带完全断裂或韧带及关节囊附着处的骨质撕脱，甚至发生关节脱位。踝关节韧带损伤，在关节韧带损伤中占首位。球类、田径、体操、滑雪运动中都可发生，主要是外侧副韧带损伤，尤以距腓前韧带损伤更为常见。

（一）病因

解剖生理上的特点，使踝关节容易发生过度内翻而引起外侧副韧带的损伤。由于外踝比内踝约长 1 厘米，且靠后方，可阻止距骨过度外翻。内侧韧带比外侧韧

带坚强；距骨体前宽后窄，当足背伸时，较宽的距骨体前部进入踝穴中，踝关节较稳固；当足跖屈时，较窄的距骨体后部进入踝穴内，允许有一定的侧向运动和较大的内翻运动，踝关节显得较不稳定，使足背伸外翻的第三腓骨肌较弱，而使足背伸内翻的胫前肌较强，因而使足内翻的力量较大。当踝关节屈伸时，有 15°～20°沿足长轴的旋转活动，即当踝关节背伸时旋前，跖屈时旋后。如图 4-28 所示。

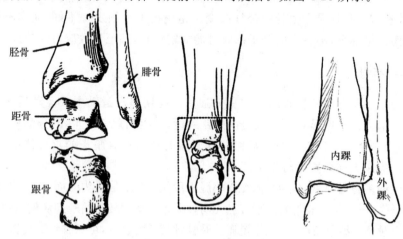

图 4-28 踝关节的组成

在体育运动中，场地不平、跳起落地时身体失去平衡等原因，使踝关节发生过度内翻、旋后，引起外侧韧带的过度牵扯、部分断裂或完全断裂。外力作用的大小、受伤的姿势不同，引起不同的韧带损伤。足的旋后动作是一个足踝关节的联合动作，发生外侧韧带损伤的同时，往往合并有足踝部其他组织的损伤，如外侧副韧带完全断裂时多有踝关节暂时性脱位或半脱位。

踝关节的反复损伤可导致创伤性骨关节病。

（二）症状

有足突然旋后的受伤史。伤后踝关节外侧疼痛，迅速肿胀，并逐渐延及踝关节前部，若距腓前韧带撕裂，则关节出现普遍肿胀。如图 4-29 所示。

距腓前韧带的部分纤维参与组成关节囊，当其发生撕裂时，引起关节囊和滑膜的损伤，出现踝关节积血。韧带和关节囊撕裂后，局部出现皮下瘀血，伤后 2～3天，瘀血青紫现象最明显。因组织撕裂、关节积血或撕裂的韧带嵌入关节内，致使行走时疼痛，足跖不敢着地，或只能用足的外缘着地，出现跛行。

局部明显压痛，根据外侧诸韧带的解剖位置，压痛点可帮助韧带损伤的定位诊断，又可帮助鉴别是单纯韧带损伤还是合并有骨折，前者压痛多在外踝下方，后者压痛多在外踝或外踝尖部。内翻痛，即握住患肢前足，被动使足内翻，在踝关节外侧相应的损伤部位出现疼痛；若内翻运动超出正常范围，外侧关节间隙增宽，距骨在两踝之间旋转角度增大，则表示外侧韧带完全断裂（见图 4-29）。

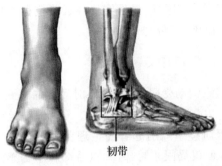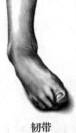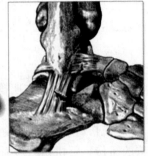

韧带

韧带
部分撕裂

图 4-29　踝关节韧带损伤

（三）治疗

（1）现场急救：立即用拇指压迫痛点止血，同时做强迫内翻试验和踝抽屉试验，检查韧带有否完全断裂。用氯乙烷喷射或用冰袋压迫止血，绷带加压包扎，抬高伤肢。绷带包扎时应注意行走方向，即内翻损伤应呈轻度外翻位固定，使受伤组织处于松弛状态。

（2）中晚期：24～48 小时后，根据伤情选用新伤药外敷、理疗、针灸、药物痛点注射及支持带固定等。对较严重的韧带挫伤，可采用石膏 U 形固定。

（3）固定期间做足趾屈伸活动，解除固定后做踝关节屈伸活动锻炼，并逐步练习下地步行，练习踝关节功能。

（4）韧带完全断裂、有关节骨折或关节不稳等的患者，急救固定后送医院做进一步的治疗。

八、急性腰部扭伤

急性腰部扭伤主要是肌肉、筋膜、韧带或椎间关节因外力受到损伤，俗称"闪腰"。

人体在负重活动或体位变换时，腰部的肌肉、韧带、筋膜、滑膜等受到牵扯，当腰部扭转或肌肉骤然收缩，可使少数纤维被拉断、小关节微动错缝造成急性腰部扭伤。

（一）病因

（1）负荷重量过大，强行用力提举重物，超过了脊柱肌肉的负荷能力，肌肉突然剧烈收缩，使肌肉、小关节韧带受累。运动时身体重心不稳，为了维持身体平衡，肌肉同样会剧烈收缩，引起关节韧带和肌肉的损伤。

（2）脊柱过度前屈，突然转体，脊柱超常范围运动而扭伤。

（3）技术动作错误，如直膝弯腰提重物不能有效地发挥髋、膝关节周围大肌肉的力量克服阻力,致使腰背筋膜、肌肉、韧带的负担过重而受伤。跳远腾空落地时收腹过猛,脊柱突然过度前屈,也会使筋膜、肌肉、韧带受伤。

（二）症状

（1）绝大多数伤员有明确外伤史,腰部随意运动受限,24～48 小时后疼痛达到最高峰。

（2）受伤后疼痛显著,脊柱不能伸直,因肌痉挛而引起脊柱生理曲线改变者为较重的扭伤。腰扭伤者疼痛可牵涉到下肢,但仅局限于臀部,大腿后部和小腿感觉正常。静止时疼痛稍轻、活动或咳嗽时疼痛较甚。

（三）治疗

1. 扭伤后冷敷,静卧休息

仰卧于有垫子的木板床,腰部垫一薄枕以便放松腰肌;也可与俯卧位交替,避免受伤组织再受牵扯,以利修复。轻度扭伤休息 2～3 天,较重扭伤休息 1 周左右。如图 4-30 所示。

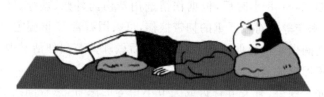

图 4-30　急性腰部扭伤处理

2. 1～2 天后护理

热敷、理疗,结合火罐、针灸、痛点注射、按摩等,可外贴活络止痛膏、内服活络止痛药。

3. 预防

提杠铃或弯腰搬运重物时,要屈髋、屈膝,不要直腿弯腰提重物,把重物靠近身体,以减轻腰部负担;跳跃腾空时,腰肌要保持一定的紧张度,以免受外力作用而意外扭伤。

在进行体育活动时,要充分做好准备活动,提高腰、腹肌的协调性、反应性;注意力要集中,对所承担的负荷和动作,思想上要有准备;正确掌握技术动作和运动量,开展伸展性训练;力量练习时,可适当使用护腰带。如图 4-31 所示。

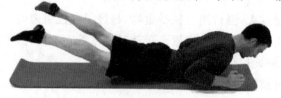

图 4-31　腰腹肌的力量练习

九、腰椎间盘突出症

腰椎间盘突出症指腰椎间盘各部分（髓核、纤维环及软骨板），尤其是髓核有不同程度的退行性改变后，在外界因素的作用下，椎间盘发生变性、突出，纤维环破裂，髓核组织从破裂之处突出于后方或椎管内，导致相邻的组织（如脊神经根、脊髓等）遭受刺激或压迫，从而产生腰部疼痛，一侧下肢或双下肢麻木、疼痛等一系列临床症状。多见于举重、体操、投掷运动员。如图 4-32 所示。

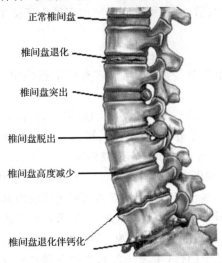

图 4-32　各种腰椎间盘损伤

（一）病因

1. 内因

腰椎间盘的退行性改变。髓核的退变主要表现为含水量的降低，并可因失水引起椎节失稳、松动等小范围的病理改变；纤维环的退变主要表现为坚韧程度的降低。

某种诱发因素导致椎间盘所承受压力突然升高，使弹性较差的髓核穿过已变得不太坚韧的纤维环，从而造成髓核突出。如图 4-33 所示。

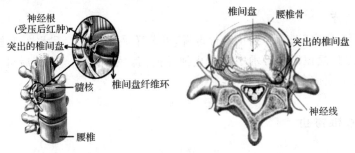

图 4-33　腰椎间盘突出

2. 外力的作用

一次较重的外伤或长期反复的外力造成的轻微损害，日积月累地作用于腰椎间盘，加重了退变的程度。

突然的负重或闪腰是形成纤维环破裂的主要原因。负重过大或快速弯腰、侧屈、旋转形成纤维环破裂，腰部外伤可引发已退变的髓核突出，如举重时身体前屈扭转或突然改变体位，对腰椎间盘产生扭转暴力；动作姿势不当诱发髓核突出，如体操动作中脊柱屈伸旋转姿势不当；寒冷、潮湿可引起小血管收缩、肌肉痉挛，使椎间盘的压力增加，造成退变的椎间盘破裂。

由于下腰部负重大、活动多，腰椎间盘突出多发生于腰 4、5 与腰 5—骶 1 间隙。

（二）症状

主要是下腰痛和坐骨神经痛，发病前常有腰部扭伤史、腰部劳累史或腰部受寒史。

"腰腿痛"症状因行走、站立、久坐等活动后加重，卧床休息后可暂时缓解。一侧或双侧下肢痛沿坐骨神经分布区放射，沿臀部到大腿后面或外侧及小腿外后侧至足背或足底，个别病人疼痛可始于小腿或外踝。

部分腰椎间盘突出的患者咳嗽、打喷嚏、腹部用力时下肢疼痛加重。高位的腰椎间盘突出症患者，症状多表现于下腹部腹股沟区或大腿前内侧疼痛；中央型椎间盘突出患者，可发生大小便异常或失禁、马鞍区麻木，严重者可出现足下垂。部分患者，因其腰部交感神经受刺激而表现出下肢发凉，还可出现单侧或双侧下肢水肿。

患侧的直腿抬高试验阳性（见图 2-27），严重的腰椎间盘突出患者健侧的直腿抬高实验也可以为阳性。CT、MRI 为诊断腰椎间盘突出症的重要手段。

（三）治疗

1. 保守治疗

急性期为卧硬板床休息。必要时牵引治疗，如俯卧位牵引。辅以理疗（微波、中频、红外线等）、针灸和按摩，可缓解症状。3 周左右情况好转后，可在腰围保护下起床活动，应逐渐锻炼腰背肌力量，如俯卧位两头起，直立位提臀和伸腰、倒走等。

2. 手术治疗

疼痛严重，病史较长，影响正常行走者，可选择手术治疗。手术将纤维环取出，去除残余的退化髓核组织。术中要防止神经损伤。手术后 2～3 月后可恢复轻工作，术后半年内应避免重体力劳动。

十、胸腰椎骨折

胸腰椎骨折是一种严重的创伤，在体操、足球、跳水等运动中时有发生。

（一）病因

有严重外伤史，如跳水受伤，体操腾空后高空落下，重力打击头、颈、肩背部。

1.单纯性压缩型骨折

单纯性压缩型骨折为脊柱前柱损伤。暴力来自沿着 X 轴旋转的力量，使脊柱向前屈曲所致，后方的结构很少受影响。该型骨折不损伤中柱，脊柱仍保持其稳定性。骨折通常为高空坠落伤，足、臀部着地，身体猛烈屈曲，产生椎体前半部分压缩。

2.稳定性爆破型骨折

稳定性爆破型骨折为脊柱前柱、中柱损伤。暴力来自 Y 轴的轴向压缩，高空坠落时足臀部着地，脊柱保持正直，胸腰段脊柱的椎体受力最大，因挤压而破碎，由于无旋转力量，脊柱的后柱不受影响，仍保留了脊柱的稳定性，但破碎的椎体与椎间盘可以突出于椎管前方，损伤脊髓而产生神经症状。

3.不准定性爆破型骨折

不准定性爆破型骨折为脊柱前、中、后三柱同时损伤。暴力来自 Y 轴的轴向压缩以及顺时针的旋转，有沿着 Z 轴的旋转力量参与，使后柱出现断裂，由于脊柱不稳定，出现创伤后脊柱后突和进行性神经症状。

4.屈曲——牵拉型损伤

黄韧带、棘间韧带和棘上韧带撕裂，前柱部分因压缩力量损伤，中、后柱因牵拉的张力力量损伤，中柱部分损伤表现为脊椎关节囊破裂，关节突脱位、半脱位或骨折，为潜在性不稳定型骨折。

5.脊柱骨折——脱位

脊柱骨折又名移动性损伤。如跳水时动作发生意外，暴力直接来自背部后方的撞击，足球比赛时球高空落下直接打击到背部，在强大暴力的作用下，椎管的对线对位已经完全被破坏，在损伤平面椎沿横面产生移位，三个柱均毁于剪力，损伤平面通过椎间盘，脱位程度重于骨折。当关节突完全脱位时，下关节突移至下一节脊椎骨上关节突的前方，称为关节突交锁，是极为严重的脊椎损伤。

（二）症状

胸腰椎轻度损伤时，病人有局部疼痛，呼吸困难（憋气感）；腰背部肌肉痉挛，不能起立，翻身困难，感觉腰部软弱无力。严重损伤者出现下肢瘫痪、胸以下无知觉，甚至危及生命。

（三）治疗

（1）椎管无压迫或轻度压迫，无神经损伤的稳定性骨折或相对稳定性骨折，采非手术治疗。

单纯压缩骨折,椎体压缩不到 1/3 者,仰卧于木板床,在骨折部垫厚枕使脊柱过伸。伤者 1～2 日后逐渐进行背伸锻炼,背部肌力可逐渐增加。利用背伸肌的强大肌力及背伸的姿势,使脊柱过伸,借椎体前方纵韧带、椎间盘纤维环的张力使压缩的椎体自行复位,恢复原状。伤后 3～6 周内能完全达到功能锻炼要求,8 周后骨折基本愈合。

骨折有轻度移位时,用手法矫正移位。复位后在此位置用石膏背心固定 3 个月左右。固定期间,每日做背肌锻炼 3～4 次,每次 10～30 分钟,逐渐增加。

(2)脊柱不稳定骨折或伴有神经损伤者,立刻固定,及时实施手术治疗。

十一、腰背肌肉筋膜炎

腰背肌肉筋膜炎又称肌纤维组织炎,是引起腰痛的主要疾病。腰背肌内筋膜炎指因寒冷、潮湿、慢性劳损使腰背部肌筋膜及肌组织发生水肿、渗出及纤维性变,而出现的一系列症状。大部分能正常运动和生活,但影响运动能力和水平的发挥。

(一)病因

急性损伤。腰背筋膜分深、浅两层。浅层很薄,但肌肉收缩时张力较大,运动中用力不当容易发生撕裂,如羽毛球反复用力挥臂扣球。受伤后没有及时治疗或过早参加锻炼,破损的筋膜未愈合、血肿机化形成瘢痕,产生无菌性炎症。

慢性劳损。长期肌紧张或超负荷运动,使腰背部肌肉、筋膜受损发生纤维化改变,使软组织处于高张力状态、出现微小的撕裂性损伤,又使纤维样组织增多、收缩,挤压局部毛细血管和末梢神经出现疼痛。

潮湿、寒冷环境,引起腰背部肌肉血管收缩、缺血,引起局部水肿、粘连,最终形成无菌性炎症,引起相应部位疼痛。训练中大汗淋漓后受凉是主要诱因之一。

(二)症状

主要表现为腰背部弥漫性钝痛,尤以两侧腰肌及髂嵴上方更为明显。腰部局部疼痛、发凉、皮肤麻木、肌肉痉挛和运动障碍。疼痛晨起重,日间轻,傍晚复重。长时间不活动或活动过度均可诱发疼痛,病程长,因劳累及气候变化而反复发作。

患部有明显的局限性压痛点,触摸此点可引起放射痛,有时可触到肌筋膜内有结节状物。

(三)治疗

1. 急性期

局部热敷、理疗(微波、超短波、红外线等),注意休息。疼痛严重者可服用消炎镇痛药,采用痛点封闭治疗。查找病因,以保护预防为主,注意保暖,防止受凉。

2. 慢性期

针灸、理疗、按摩、拔罐等,外用膏药(中药)治疗等。加强腰背部肌肉锻炼。

3. 手术治疗

有明确的肌结节及末梢神经卡压征者,施行手术治疗。

十二、脑震荡

(一)病因

脑震荡是指头部受到外力打击后瞬间产生颅内压力变化,内耳半规管、椭圆囊、球囊等感受器官功能失调,以致引起意识和功能的一时性障碍。在对抗性运动中两人头部相撞,或头部撞击硬物、从高处跌下时头部撞地,都可造成脑震荡。如图 4-34 所示。

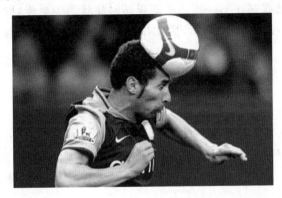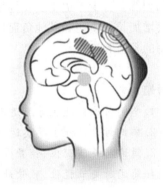

图 4-34 头部受到外力打击引起脑震荡

(二)症状

头部遭受暴力后,当即发生一过性意识障碍。表现为神志昏迷,脉搏徐缓,肌肉松弛,瞳孔稍大但能对称,神经反射减弱或消失,一般为几秒钟到几分钟,通常不超过 30 分钟;清醒后,患者常有头痛、头晕、恶心呕吐感;严重脑震荡者,会出现喷射状呕吐。平时情绪烦躁,注意力不易集中,出现耳鸣、心悸、多汗、失眠、记忆力减退等。

(三)治疗

1. 急性期

立即让患者平卧,头部冷敷,随着意识的恢复,心率和呼吸逐渐恢复正常。若有昏迷或呼吸发生障碍,立即进行人工呼吸。出现反复昏迷或耳鼻口出血,两瞳孔放大,有不对称时,表明病情严重,应立即护送医院治疗。在运送途中,要让患者平卧,头部固定,避免颠簸。

2. 中晚期

轻度脑震荡一般可自愈，无须住院治疗。注意休息，伤后不宜过早训练。头痛严重需药物治疗者，须保持情绪稳定，减少脑力劳动。恢复期定期做脑震荡痊愈平衡试验，结合脑电图，以检查病况进展。

平衡试验方法：闭目、单腿站立、两臂平举。如果能保持平衡，表明脑震荡已基本治愈。这时可适当参加体育锻炼，但要避免滚翻和旋转性动作。

（四）预防

提升对运动相关性脑震荡的防范意识，接受防治脑震荡的相关培训；运用生物力学等手段建立脑震荡损伤预警系统；修订项目比赛规则，降低运动中脑震荡发生率。

研究显示，女性运动员在运动相关性脑震荡中要用更长的时间才能恢复，因此教练员应该十分注意对女性运动员的训练及比赛保护，为其安排更长的休息期再返场训练。青少年遭受复发性脑震荡比第一次遭受脑震荡时症状消失更慢，同时也会增加长期损伤和其他负面后遗症的可能性。因此在青少年训练中要重视对脑震荡的预防和治疗。

思考题：

1. 举例讨论体能主导类运动项目中常见损伤类型及损伤原因。

2. 举例讨论技能主导类运动项目中常见损伤类型及损伤原因。

3. 简述肩关节脱位、锁骨骨折、肩袖损伤的损伤机制、症状及体征和处理方法。

4. 简述肘关节脱位、肱骨外上髁炎、屈指肌腱腱鞘炎的损伤机制、症状及体征和处理方法。

5. 简述桡侧伸腕肌腱周围炎、腕舟状骨骨折、腕管综合征的损伤机制、症状及体征和处理方法。

6. 简述膝内侧副韧带损伤、半月板损伤的损伤机制、症状及体征和处理方法。

7. 简述踝关节侧副韧带损伤、跟腱损伤的损伤机制、症状及体征和处理方法。

8. 简述急性腰扭伤的损伤机制、症状及体征和处理方法。

9. 简述脑震荡的损伤机制、症状及体征和处理方法。

第五章　运动损伤的康复

本章内容提要
1. 运动损伤康复训练的概念与目的。
2. 康复训练的内容与方法。
3. 康复训练的评定。

引　言

　　康复是指综合地、协调地应用医学的知识、技术和方法,对有各种功能障碍的伤、病、残疾人进行诊断、治疗和训练,尽最大可能帮助他们恢复和重建生理功能,改善生活质量,使他们重新走向生活、走向工作、走向社会。康复不仅针对疾病而且着眼于整个人,从生理上、心理上、社会上及经济能力上进行全面康复。

　　康复训练者在康复过程中是安全的,以消耗最少时间、采用较低运动强度达到康复训练目的,使患者取得最大的、明显的康复效果。

　　运动员的运动损伤康复不但要求受伤部位恢复到正常的生理水平,而且要达到最佳竞技运动水平。同时需要通过康复训练进一步提高受伤部位的机体强度,避免再次损伤。此外,由于运动员运动损伤受性别、年龄、身体素质状况等多种因素的耦合影响,因此运动员的康复训练方案不仅要预计全程康复训练的时间、阶段性治疗重点和可能要面对的问题与应对措施等,更需要根据运动员个体特征做到因人制宜,提供有针对性、个性化的训练方法和康复手段。

第一节　概　述

一、康复训练的概念

　　康复训练是指锻炼者遭受运动损伤后进行有利于恢复或改善功能的身体活动。锻炼者除严重的损伤需要休息治疗外,一般的运动损伤是不必绝对停止身体练习的。适当的、有目的的身体练习和功能锻炼,对于损伤的迅速愈合和促进功能的恢复有着积极的作用。

二、康复训练的目的

康复训练的主要目的是保持锻炼者已经获得的良好身体状态,使其一旦伤愈便能立即投入到正常的体育锻炼中去。

(1)防止因停止锻炼而引起的各种疾病。因为个体在长期的体育锻炼中建立起来的各种条件反射性联系,一旦突然停止锻炼便可能遭到破坏,进而产生严重的机能紊乱,如神经衰弱、胃扩张、胃肠道机能紊乱(功能性腹泻)等,出现"停训综合征"。

(2)争取功能得到尽早的改善,预防并发症。早期康复锻炼能够防止日后出现严重影响康复进程的合并症,如肿胀、肌肉萎缩、关节活动受限等。

(3)锻炼者伤后进行适当的锻炼,可加强关节的稳定性,改善伤部组织的代谢与营养,加速损伤的愈合,促进功能、形态和结构的统一。

(4)通过伤后的康复训练,可以使机体能量代谢趋于平衡,防止体重的增加,力求达到竞技运动员各项功能的全面恢复,缩短伤愈后恢复锻炼所需的时间。

三、康复训练的原则

(一)伤后的康复训练以不加重损伤、不影响损伤的愈合为前提

应尽量不停止全身的和局部的活动,伤部肌肉的锻炼开始得愈早愈好。处理好伤部机能与恢复健康、增强体力的关系,解决康复训练与功能恢复的矛盾,尽最大可能、尽快地通过活动使肌肉、韧带、关节及整个机体功能达到最佳状态。康复训练不当会延误治疗时机,加重损伤或影响损伤的愈合,产生影响机体健康的局部功能障碍,甚至会使损伤久治不愈而成陈旧性损伤。

(二)要根据自己的年龄、损伤的部位和特点来选择伤后锻炼

要根据个人的受伤情况选择锻炼的手段和内容,安排好局部和全身的锻炼时间和活动量。在康复训练中,应对各种不同类型的患者采取有针对性的、灵活多样的措施,包括运动方式、运动强度、运动时间、运动频率、恢复方式等,都应与患者相适应。功能锻炼应在医护人员的指导下进行,必须遵守循序渐进的原则。运动范围由小到大,次数从少到多,时间由短到长,强度由弱到强,活动度以不感到疲劳为准(如以骨折部位未出现疼痛为度),活动应以恢复肢体生理功能为中心。

康复训练需要长期坚持,连续性的运动训练(1~2周以上)才能显现康复效应。

（三）康复训练既要有治疗原则，又要有训练原则

要遵守运动训练的一般原则（全面、渐进、个体、反复等），更应遵守康复训练的特殊原则。在进行损伤愈合过程中的局部锻炼时，其动作的幅度、频率、持续时间、负荷量的大小等都应逐渐增加。进入恢复期后要准确地对有障碍的关节进行运动，不能用邻近的关节来代替。要先恢复关节运动的范围、幅度及关节活动的顺利度，达到关节活动时没有阻碍，再开始恢复关节运动，如与理疗配合，则在理疗后进行功能锻炼。

（四）康复训练内容应注意局部专门练习与全面身体活动相结合

根据患处的伤势决定局部活动与全面活动的负荷。在损伤初期，由于局部肿胀充血、疼痛和功能障碍等，这时以全面身体活动为主，在不加重局部肿胀和疼痛的前提下，进行适当的局部活动。随着时间的推移，损伤逐渐好转或趋向愈合，局部活动的量和时间可逐渐增加。控制患处功能活动的质和量，以局部活动后患处不出现局部疼痛和练习后 24 小时不出现肿胀为原则。

每次康复训练后做好放松练习，进行合适的热敷、轻度按摩和理疗方法。

四、康复训练的注意事项

（一）尽量保持全身锻炼和未伤部位的训练

如果上肢受伤应先练下肢，下肢受伤可练习上肢，以免训练水平、机能状态、健康情况下降。

（二）对受伤部位要根据伤情合理安排训练内容和局部负荷量

安排锻炼时，要注意循序渐进和个别对待。急性损伤的早期，伤区暂不可活动，以促使急性症状消退。对慢性损伤与劳损者，实施合理的伤后训练是最适宜的。可先练静力性力量，再练动力性力量。

骨折或关节手术后的早期，康复训练的主要形式是伤肢肌肉的等长收缩。在关节不动的前提下，肌肉做有节奏的静力收缩和放松，通过肌肉的等长收缩可以预防肌肉萎缩或粘连。

（三）加强功能性训练

加强伤部有关肌肉的力量和关节功能练习，是伤后训练的重要内容。其目的在于发展伤部周围肌肉的负担能力，提高组织结构的适应性，恢复关节、肌肉的正常功能。

骨折或关节手术后的中、后期，继续做伤肢的肌肉收缩训练。在康复治疗师的帮

助下,逐渐恢复骨折端、远程未固定的关节的活动和骨折处上下关节的活动,并逐渐由被动活动转为主动活动,以防邻近关节的关节活动度下降;在病情允许下,应尽早起床进行全身活动。同时可配合理疗,以达到消肿、化瘀并促进骨痂形成的目的。

伤后5～6周,骨折有足够的骨痂形成,可进一步扩大活动的范围和力量,由一个关节到多个关节逐渐增加主动的关节屈伸活动,防止肌肉萎缩,避免关节僵硬。伤肢关节进行主动活动和负重练习、步态训练等,使各关节迅速恢复到正常活动范围和肢体恢复到正常力量。

(四)加强伤后的医务监督

在每次训练前,应做好充分的准备活动,对伤部要使用保护支持带和各种护具(如护膝、护踝、护腰、护腕、护肘等),或用胶布、绷带固定支持,以加强伤部的稳固性,防止再次受伤。

第二节　康复训练的内容与方法

康复训练具有明显的科学性和实践性,必须在医务人员的指导下科学地进行。同时,康复训练又必须有患者的主观能动性,积极主动认真地做好每一项活动。康复训练中,要预防盲目、过早地进入大强度的负荷活动。

在运动员康复评价中,目前往往依靠临床医师或者教练的经验和患者主诉,侧重器质性损伤的定性评价,定量的功能性评价手段还比较欠缺。近年来,包括CT、磁共振等影像学手段越来越多地被用于运动损伤的评价中,尤其是最近出现的多种新颖的定量功能代谢成像技术,有望为运动损伤的康复提供更为早期的客观评价手段以及个性化治疗依据。

一、康复训练的内容

(一)物理疗法(PT)

物理疗法包括物理治疗、体育疗法、运动疗法等。

(二)作业疗法(OT)

作业疗法包括功能训练、心理治疗、职业训练及日常生活训练方面的作业疗法,目的是使患者能适应个人生活、家庭生活及社会生活的环境。

(三)心理治疗

对损伤后出现心理、精神、情绪和行为异常的患者,进行个别或集体心理调整或治疗。

（四）康复护理

康复护理包括体位处理、心理支持、膀胱护理、肠道护理、辅助器械的使用指导等,促进患者康复,预防继发性残疾。

（五）康复工程

康复工程指利用矫形器、假肢及辅助器械等以补偿运动能力和感官的缺陷。

二、康复训练的方法

康复训练是以身体运动为手段进行有利于恢复或生理功能的身体活动。

（一）主动活动与被动活动

1. 主动活动

主动活动是患处依靠本身的肌肉力量做负重或不负重的功能活动,逐步恢复、增强、提高肌肉的力量、关节活动度及加快活动的频率和速率。

主动活动是患者自己主动完成的一种训练,包括静力练习、动力练习和等动练习。

2. 被动活动

被动活动是依靠外力的帮助做患处的功能活动,适用于伤后的各类功能障碍。

通过各种被动活动使痉挛的肌肉得到放松,韧带和关节囊得到牵伸,使患处的功能范围逐步扩大,增大关节的活动度,恢复关节功能,促进患处瘀血、组织粘连的进一步吸收。

3. 主动活动与被动活动的练习次序

一般情况下,先做被动活动,再做主动活动。若病情稳定亦可先做主动活动,后做被动活动。若被动活动后做,则进行操作时的负荷量要适当加大,但最大不可超过正常的活动范围,否则,会造成患处的再次损伤。

（二）动力练习与静力练习

1. 动力练习

动力练习时,关节要产生活动,收缩时肌肉缩短,其产生的活动属于等张运动。

利用本身肌肉力量做肌肉、关节、韧带的负重或不负重的功能练习,如做关节绕环、屈伸,跑步,连续跳跃,投掷,拉力器练习,扩胸器练习等。

2. 静力练习

静力练习时只是肌肉保持在一个固定的长度上,关节不活动,如仰卧抬膝、扶墙拉小腿。

利用本身肌肉、关节、韧带的力量,使患处保持一定角度的功能位置,控制一定时间的练习。逐步提高运动强度(角度、时间),促进患处的新陈代谢,增强肢体功能。练习时可控制负荷进行,但最大负荷不要超过本人健康时的强度。特别对关节、韧带部位的损伤,静力练习尤为重要。

3. 动力练习与静力练习的练习次序

先做静力练习,再做动力练习;也可在动力练习后再做一次静力练习,但时间要比第一次静力练习少 1/2。

(三)等动练习

等动练习时肌肉以最大的力量,做全幅度的收缩运动。该练习依靠器械的作用,将运动的速度限制在适宜的水平上,使肌肉在运动的过程中保持高度的张力,从而获得良好的锻炼效果,它兼有等长与等张收缩两者的优点。

(四)逆向练习

康复训练中的逆向练习,对大多数运动损伤的治疗大有好处。尤其对消除机体损伤部位的"痕迹",更有其独特的功效。

逆向练习具体方法是在腹部损伤的康复练习中必做背部的练习、上肢部位的损伤必做下肢部位的康复练习、右侧损伤必做左侧的康复练习。在做患处的康复练习时,重视做相对应部位的练习,增加活动量,产生健侧机体的优势兴奋,从而淡化、抑制患侧机体的兴奋灶,并使之进入良性状态,达到修复损伤痕迹的效果。练习健侧的肌肉群,有利于放松患侧的肌肉、关节紧张度,促进患侧的血液循环,加速患处损伤组织的修复。

使用对抗性的康复练习,练习开始前,必须对患处做好保护工作,如使用关节保护器具、支持带等,以免造成肌肉、关节的再次损伤。

(五)渐进抗阻运动

抗阻练习可以增强肌力和耐久力,也可增加关节的活动范围,增强柔韧性,增进关节感,对伤愈后从事正常的锻炼时防止损伤也有益,如骑功率自行车。

(六)器械运动、平衡运动、协调运动、矫正运动等

三、急、慢性运动损伤的康复锻炼

(一)康复锻炼运动量应根据症状轻重、损伤病理、个人特点及项目的技术要求进行合理安排

如肩袖损伤后的康复锻炼,仅做某一特定动作时才痛,而准备活动后不痛者,

可正常运动训练。平时痛、准备活动时不痛者,应减量训练。准备活动之后也痛的患者,应肩关节局部固定或暂停运动。

急性损伤后经积极治疗和康复锻炼,身体功能多可恢复到接近或达到伤前水平,近期效果较好。如果漏诊或治疗不当、康复锻炼不及时,会出现一系列的并发症,例如骨关节炎、半月板继发性损伤、关节僵直、肌肉萎缩等。

(二)训练内容和一般康复不同

运动损伤后康复锻炼主要目标是尽早恢复训练水平、保持运动成绩,防止再伤,因而除进行一般锻炼外,还应根据运动专项需要,重点安排康复训练内容。

1. 纠正错误动作的练习

"标枪肘"是由于错误的投掷动作所引起的一种骨关节病,伤后应强调纠正错误的出枪动作,改为臂旋前、屈腕、屈肘出枪,以防肘的过伸及外展。

2. 改变技术动作,发展代偿功能的练习

投掷肘已不能伸直者,应改变训练内容,重点发展前臂、肩、腰、腹及膝的爆发力,这样能减轻伤痛,从而继续提高运动成绩。患腰椎峡不连或椎体缘离断症的运动员,应减少腰部后伸角度,发展肩、上胸椎及髋的柔性代偿作用,既可较好地完成"下腰"等后伸动作,也可以减轻伤痛。

3. 加强伤部肌肉的练习,以稳定关节并发展机能代偿的作用

慢性肩袖损伤在体操、排球、投掷等运动中高发,伤后肩不能用力,加强三角肌的力量练习常可减轻或消除症状,继续训练。练习方法有屈肘肩侧平举,置杠铃片于肘部,做大负荷的负重静力练习。三角肌力量大,可保护肩袖,使肩部诸肌免于再伤。膝的髌骨软骨病或各种肌腱末端病,着重训练方法为120°屈膝位,或非痛位屈膝静蹲,持续时间由3分钟渐增至20分钟,先徒手锻炼,再负重训练,达到肌力强、关节稳,又不使伤部再伤的效果,最终疼痛消失。

4. 消除粘连,改善局部血运的练习

跟腱腱围炎的晚期,腱围和腱粘连较紧,康复方法是全脚掌着地的慢跑,距离由100米逐日渐增,增至2 000米时,疼痛多可消失。

5. 肌力协调的训练

拮抗肌力量比例失调常常引起肌肉损伤,较明显的是大腿后部腘绳肌拉伤,常常是由于训练时只注意股四头肌力量的训练,忽略了同时加强腘绳肌的练习,致使比例失调(正常约为2:1,前大后小)。因此伤后应注意有计划、按比例地进行康复锻炼,使肌力比例协调,以免再伤。

6. 矫正畸形的训练

射击、射箭运动员,专项运动久之,易发生脊椎姿势性侧弯,继发颈椎、腰椎疼痛,影响正常训练和运动成绩提高。发生后应根据项目的不同,练习矫正体操。

四、不同部位的康复锻炼方法

(一)肩关节损伤功能康复

肩关节损伤功能康复方法如表 5-1 所示。

表 5-1　肩关节损伤功能康复方法

			肩袖损伤（小）	肩袖损伤（大）	人工肱骨头置换	前方不稳定	后方不稳定
第一阶段	被动活动度	前屈	1 天	1 天	3 周	7 周	7 周
		体侧外旋	1 天	1 天	3 周	7 周	7 周
		内收	4 天	4 周	5 周	7 周	7 周
		外展	4 天	4 周	5 周	7 周	7 周
		内旋	4 天	4 周	5 周	7 周	7 周（贴腹）2 周后手背后
		外展 90°外旋	1 天	4 周	5 周	7 周	7 周
	肌力训练	钟摆	1 天	1 天	3 周	7 周	7 周
		仰卧位三角肌训练	3 周	3 周	3~4 周	3~4 周	3~4 周
		耸肩	3 周	3 周	3~4 周	3~4 周	3~4 周
		扩胸	3 周	3 周	3 周	3 周	3 周
		内外旋等长训练	摘吊带 5 周	摘吊带 7 周	5~6 周	5~6 周	5~6 周
第二阶段	助力活动度	棒操	摘吊带	摘吊带	7 周	7 周	7 周
		滑轮	摘吊带	摘吊带	7 周	7 周	7 周
		肩梯	摘吊带	摘吊带	7 周	7 周	7 周
	主动活动度	各方向	摘吊带	摘吊带	7~8 周	7~8 周	7~8 周
	肌力训练	站立位三角肌训练	摘吊带	摘吊带	摘吊带	摘吊带	摘吊带
	本体感觉训练			摘吊带	摘吊带	摘吊带	摘吊带
第三阶段	抗阻肌力训练	赛乐棒	摘吊带后 3~4 周	摘吊带后 3~4 周	11~12 周	11~12 周	11~12 周
		训练球	摘吊带后 3~4 周	摘吊带后 3~4 周	>12 周	>12 周	>12 周
		站立位哑铃	摘吊带后 4~5 周	术后 10~11 周	>12 周	>12 周	>12 周

（二）上肢与躯干损伤功能康复

上肢与躯干损伤功能康复方法如表 5-2 所示。

表 5-2　上肢与躯干损伤功能康复方法

阶段	类别	动作	锁骨远端骨折	肩锁关节脱位	钙化性肌腱炎	撞击综合征	肩胛骨骨折	肱骨近端骨折
第一阶段	被动活动度	前屈	3周	3周	1天	1天	1天	1天
		体侧外旋	3周	3周	1天	1天	1天	1天
		内收			4天	4天	5周	5周
		外展	5周	5周	4天	4天	5周	5周
		内旋	5周	5周	4天	4天	5周	5周
		外展90°外旋	5周	5周	1天	1天	5周	5周
		钟摆			1天	1天	1天	1天
	肌力训练	仰卧位三角肌训练	3周	3周	3周	3周	3周	3周
		耸肩			3周	3周	3周	3周
		扩胸	3周	3周	3周	3周	3周	3周
		内外旋等长训练	5～6周	5～6周	摘吊带5周	摘吊带3周	5～6周	5～6周
第二阶段	助力活动度	棒操	7周	7周	摘吊带	摘吊带	7周	7周
		滑轮	7周	7周	摘吊带	摘吊带	7周	7周
		肩梯	7周	7周	摘吊带	摘吊带	7周	7周
	主动活动度	各方向	7～8周	7～8周	摘吊带	摘吊带	7周	7～8周
	肌力训练	站立位三角肌训练	摘吊带	摘吊带	摘吊带	摘吊带	摘吊带	摘吊带
	本体感觉训练		摘吊带	摘吊带	摘吊带	摘吊带	摘吊带	摘吊带
第三阶段	抗阻肌力训练	Theraband	11～12周	11～12周	摘吊带后3～4周	摘吊带后3～4周	11～12周	11～12周
		训练球	>12周	>12周	摘吊带后3～4周	摘吊带后3～4周	>12周	>12周
		站立位哑铃	>12周	>12周	摘吊带后3～4周	摘吊带后3～4周	>12周	>12周

（三）膝关节运动损伤的康复

必须区分膝关节损伤的种类及范围，以便选择合理的练习方法。一般分为单个韧带伤、多个韧带伤、多个韧带伤合并其他结构损伤。膝关节损伤无论手术或保守治疗，都必须进行正规、系统的体育康复锻炼。

康复分为五期，即术前期、术后或伤后早期、前中期、后中期及终期。各期采用的方法，因病理及目的而不同。

1. 术前期

术前采用。在未确诊病情程度时用之,既可改善膝关节的功能,又有利于进一步确诊。此期的目的是在不增加损伤的前提下,增强与保持肌力。因此应严格控制运动量及运动范围。以等动练习较好,便于控制。可采用以下锻炼方法:

(1)股四头肌抽动练习 5 分钟,每日练习 2~3 次。

股四头肌抽动练习(或称绷劲练习)是不引起膝关节运动的收缩—放松练习,此种练习能促进血液循环,有利于消肿,防止肌肉萎缩,避免关节僵硬。

(2)直抬腿练习,采用最大强度的重量,抬腿 10 次。

练习直抬腿可带固定装置。直抬腿练习可由助力练习到主动练习,最后负重练习。交叉韧带急性损伤后经积极康复锻炼,功能多可恢复到接近或达到伤前水平,近期效果较好。如图 5-1 所示。

如果由于疼痛不能抽动或直抬腿,可采用负向抗阻练习,先在帮助下将腿被动抬起,再自己徐徐放下腿。

(3)等长或等动伸、屈膝练习,15 次。

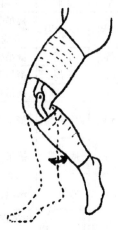

图 5-1　膝十字韧带术后石膏支架限制膝的活动范围

(4)等长伸膝练习,15 次。

(5)髋伸屈、内收及外展各 20 次。

以上康复训练既可保持肌力,又可为术后练习做好准备。

2. 术后或伤后早期

锻炼应于 24 小时内开始,内容与术前相同。如因使用石膏或其他办法固定而影响动作者,不能完成时,可用下列方法训练:

(1)助力法。使用病床滑车牵拉抬腿,或用健侧腿帮助患腿抬起。

(2)患腿抬至髋屈 90°位不动,再徐徐用力放下。

(3)将腿牵拉抬起 60°,再徐徐放下。

(4)将腿牵拉抬起 30°,然后慢慢放下。

（5）如果可以保持直抬腿 30°位，多可不再加用助力，自己进行锻炼。髋的练习方法同前。

当患者能自己抬腿时即可扶拐下地，用三点支撑法走路。患肢应用足点地行走，以刺激神经末梢感受器，保持原有的脑的支配功能。

3. 前中期

从去掉石膏或其他固定时开始锻炼。练习内容除上述提到的以外，增加改进关节活动范围的练习。

（1）负重直抬腿练习，10～15 次。

（2）髋的伸屈、内收、外展，15～20 次。

（3）膝等动、伸屈练习。使用等动练习器的速度应由缓到快。如果坐在床边做伸屈练习，应在膝伸直后停 1～2 秒，然后在 4 秒钟内缓缓放下。休息 2 秒钟后再重复做以上动作。

（4）伸屈踝、趾活动，15～20 次。

（5）如果膝不能完全伸直，可增加 Hurdler 氏练习法。如图 5-2 所示。

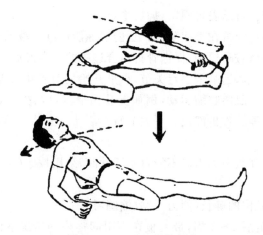

图 5-2　Hurdler 氏练习法

以上练习第一次做一组，第二次做两组，第三次练习三组，以后不再增加。当膝主动屈曲可达 90°而无肿痛时，可加入以下练习：

（1）等张伸膝或屈膝练习，各 15～20 次。

（2）增加拉长股直肌、腘绳肌等的练习。

（3）固定自行车练习。开始时骑行 2～4 千米，抗阻力负荷的大小因人而异。

以上锻炼每组练 2～3 次/日，康复训练目的是恢复关节功能和肌肉力量，首要是膝关节伸屈时不痛，而且能完全伸直，其次才是肌肉力量。较复杂的膝伤，开始训练的时间可以稍晚些。如髌骨骨折、髌腱断裂、股四头肌肌腱断裂、髌骨外脱位矫正手术等手术之后，如果组织愈合得还不够好，强度不够大，就可能在练习的时候再次断裂，故不应过早使用抗阻伸膝活动。

4. 后中期

膝关节伸屈不痛，活动范围正常。肌力已恢复 25% 左右时，可做下面的练习。

(1)伸、屈膝练习，各 15～25 次。

(2)负向离心负重练习，伸直停 2 秒，4 秒钟内缓缓放下，停 2 秒钟再重复锻炼。

(3)固定自行车练习，高阻负荷、高速骑行 5 千米。

(4)跑台跑步、跑坡，或用活动跑道跑步，逐渐增加运动距离及速度。

此期康复的特点是治疗手段少，恢复运动的内容多。但仍应包括抗阻练习、增加运动速度及关节活动范围的练习。如果患处反应不良，可将抗阻练习改为等动练习，或改为直抬腿练习。

5. 终期康复

肌力恢复 90%，训练方法同上，增加训练强度。可以参加比赛项目的训练。

(四)骨折的康复训练

1. 骨折愈合期

骨折愈合期为骨折已妥善固定，病情稳定。

伤后 1～2 周内，骨折在炎症阶段。功能锻炼能促进血液循环、肿胀消退，减少肌肉萎缩，防止关节粘连、僵硬，促进骨折愈合过程的正常发展。

(1)骨折部位近端、远端未固定关节，尽早开始主动或被动活动。

主动运动指患肢肌肉收缩运动，例如上肢握拳、吊臂、提肩运动；踝关节背屈；股四头肌收缩放松等。骨折部位上下关节暂不活动。主动运动在整复复位固定后 3 天进行。

被动运动是患部肌肉无力尚不能自主活动时，采用按摩(手法应轻)、帮助幅度小的活动关节等。

(2)受伤部位肌肉的等长(静力)性收缩练习。

(3)小夹板固定后 1～2 周，带夹板在不引起疼痛的情况下做小幅度的关节活动。健肢带动患肢活动或他人、器械做助力运动，次数由少到多，时间由短到长，活动幅度由小到大，单方向到多方向，以患部不痛为原则。

(4)病情允许情况下，尽早起床进行全身活动。

2. 骨折恢复期

骨折已基本愈合，外固定拆除，但肢体功能尚未恢复完全。锻炼的目的在于尽快恢复伤部功能和肌力，这一时期是康复锻炼的主要时期，要强调身体机能的运动功能的最大限度恢复，有利于运动员早日重返运动场。

(1)恢复关节活动度练习。先进行被动运动或助力运动，再开展主动运动，进行持续关节功能牵引，配合温热疗法(辐射热或透热疗法)。

(2)恢复肌肉力量练习。利用渐进性抗阻练习法、Cybex 等动仪进行肌肉功能练习。

在每次渐进性抗阻练习中所选择的重量,应该能够使三组训练的每一组的最大重复次数达到 6～8 次,每组之间休息 60～90 秒。增加重量的先决条件是每组的重复次数至少能达到 8 次。在肌肉适应后,每次增加现有重量的 10％,加重后重复次数应该仍然能够达到 6～8 次。

Cybex 仪进行患部肌肉训练,使患者接受最有效、最安全、最准确的力量训练,得到回应系统数据,知道自己的机能状况,加强康复信心。

(3)全身基本素质练习。患处在粘膏支持带固定下,做康复练习。上肢做握、抓、提负荷等练习,下肢练步行,如走路→慢跑→快跑,配合肌肉力量练习,恢复正常训练。

第三节 康复训练的评定

一、康复训练的效果评定

康复训练的目的是使机体在最短的时间里通过针对性的练习,消除由于运动损伤造成的功能障碍。因此评定康复训练效果的主要指标就是康复训练所花的时间和患处功能恢复的程度。所花时间最少,功能恢复最好,是最佳的康复效果。

(一)运动功能评定

徒手肌力检查(MMT)、关节活动度(ROM)检查、步态分析(GA)、日常生活能力康复理疗测定(ADL)等。

(二)神经—肌肉功能评定

诱发电位(EP)、肌电图(EMG)、脑电图(EEG)等。

(三)心肺功能及体能测定

心率、心血、心电图、平板试验方法、踏车试验方法等。

(四)心理评定

心理、行为及认知能力等检测。

(五)语言交流测定

通过语言交流来检测。

（六）职业评定

测定残疾人的作业水平和适应职业的潜在性。

（七）社会生活能力测定

人际交往能力、适应能力、个人社会角色的实现。

二、运动员恢复训练、比赛的标准

康复训练对患处功能恢复状态的优劣受肌肉、关节、韧带的力量和活动范围、负荷强度，以及练习后机体的反应诸方面因素影响。康复训练效果评测可以参考表 5-3。

表 5-3　康复训练效果评测

等级	力量	活动范围	负荷强度	机体反应	评定等级
A	90%以上	正常	90%	无特殊	优
B	70%～90%	接近正常	70%～80%	略有不适	良
C	60%～70%	80%以上	70%左右	勉强	中

注：以本人原基础为 100%。

康复训练的效果一般不要求达到 100% 的效果后才能进入正常的体育活动，经过康复训练达到 A 级评定，无特殊问题患者即可投入正常的运动训练和体育活动，结束康复训练阶段。

思考题：

1. 论述康复训练的内容。
2. 简述康复训练的目的和原则。
3. 简述康复训练的方法。
4. 举例讨论运动损伤的康复训练方法。
5. 一般运动员恢复训练、比赛的标准有哪些？

参考文献

[1]安丙科.自行车运动员常见慢性损伤[J].经济师,2011(10):132.

[2][挪]巴哈.运动损伤的预防[M].王正珍,主译.北京:人民卫生出版社,2011.

[3]包蕾.艺术体操运动员脊柱曲度异常的现状及其影响因素的分析[D].北京:北京体育大学,2013.

[4]陈晓琳,范蕊,邹佐强,等.急性闭合性软组织运动损伤的临床治疗研究进展[J].医学信息,2019,32(3):34—36,41.

[5]高军.运动性闭合软组织损伤的防治[J].体育学刊,2001(1):59—60.

[6]孔含静,高飞,吴钧杰,等.运动损伤的医学成像研究进展[J].北京体育大学学报,2018,41(4):61—74.

[7][瑞典]伦斯特伦.运动损伤预防与治疗的临床实践[M].王安利,译审.北京:人民体育出版社,2006.

[8]马信龙.骨科临床诊断学[M].沈阳:辽宁科学技术出版社,2004.

[9]曲绵域.实用运动医学[M].3版.北京:北京大学医学出版社,2003.

[10]曲绵域.运动损伤后的康复训练问题(上)[J].中国运动医学杂志,1983(2):55—59.

[11]曲绵域.运动损伤后的康复训练问题(下)[J].中国运动医学杂志,1983(3):35—38.

[12]宋琳,于跃,王瑶.排球运动员肩袖损伤后扣球发力顺序分析及受伤原因探讨[J].北京体育大学学报,2017(5):59—65.

[13]苏亚平.踝关节保护支持带的使用方法[J].医药产业资讯,2005,2(7):28—29.

[14]田佳.运动创伤学[M].北京:北京体育大学出版社,2008.

[15]童红.运动损伤的物理疗法[J].武汉体育学院学报,2001,3(6):124—125.

[16]王安利.闭合性软组织损伤的病理变化、处理原则及方法[J].田径,2001(5):54—56.

[17]王安利.身体训练与运动损伤预防(上)[J].中国学校体育,2003(2):46—47.

[18]王安利.身体训练与运动损伤预防(下)[J].中国学校体育,2003(3):44—46.

[19]王安利.学校体育教学训练中运动损伤的原因、特点及预防[J].中国学校体育,2003(1):43—44.

[20]王安利.运动医学[M].北京:人民体育出版社,2008.

[21]王予彬,王惠芳.运动损伤康复治疗学[M].北京:人民军医出版社,2009.

[22]吴拥政.拳击的运动损伤预防与恢复[J].当代体育科技,2012,2(8):7－8.

[23]席蕊,周敬滨,高奉,等.不同牵拉技术在预防运动损伤中对不同运动能力即时效应的研究进展[J].体育科学,2018,38(11):75－80.

[24]邢聪,吴瑛,项贤林.美国运动损伤前沿研究热点与内容分析——基于科学知识图谱的可视化研究[J].体育科学,2016,36(9):66－71.

[25]詹崇将.大学生足球运动常见运动损伤与预防的研究[J].湖北体育科技,2011,30(6):670－671.

[26]张晓亚,苗欣,阮槟,等.中国优秀艺术体操运动员脊柱侧弯特征[J].中国运动医学杂志,2016,35(3):218－223.

[27]赵斌,姚鸿恩.体育保健学[M].北京:高等教育出版社,2011.

[28]赵斌.运动损伤与预防[M].桂林:广西师范大学出版社,2005.

[29]赵利.运动损伤治疗方法的探讨[J].内江科技,2011(10):30,14.

[30]邹克扬,贾敏.运动医学[M].北京:北京师范大学出版社,2010.

[31]左常颖,王红俊.网球运动中腰部常见问题与解决方法研究[J].当代体育科技,2019,9(4):21－22,24.